临床病理住院医师规范化培训实践系列教材

肿瘤术中病理诊断图谱及解析

主　编　应建明　石素胜　杨　琳

编　委（以姓氏笔画为序）

　　　　马沛卿　石素胜　朱玥璐　杨　琳

　　　　应建明　宋　艳　周　全　赵　焕

　　　　胡春芳　郭　蕾　郭会芹　郭嫦媛

　　　　梁　晶　鲁海珍

编写工作组成员（以姓氏笔画为序）

　　　　王　欣　王亚希　白　洁　冯小龙

　　　　刘　丽　刘景波　刘嘉琳　李丽红

　　　　周胜理　赵中原　饶　薇　袁　培

　　　　曹　琪　潘　怡

秘　书　刘　丽

人民卫生出版社

·北　京·

图书在版编目（CIP）数据

肿瘤术中病理诊断图谱及解析/应建明，石素胜，杨琳主编. —北京：人民卫生出版社，2021.9
ISBN 978-7-117-32202-7

Ⅰ.①肿… Ⅱ.①应…②石…③杨… Ⅲ.①肿瘤-病理学-诊断-图谱②肿瘤-治疗-图谱 Ⅳ.①R73-64

中国版本图书馆 CIP 数据核字（2021）第 204586 号

人卫智网	www.ipmph.com	医学教育、学术、考试、健康，购书智慧智能综合服务平台
人卫官网	www.pmph.com	人卫官方资讯发布平台

肿瘤术中病理诊断图谱及解析
Zhongliu Shuzhong Bingli Zhenduan Tupu ji Jiexi

主　　编：应建明　石素胜　杨　琳
出版发行：人民卫生出版社（中继线 010-59780011）
地　　址：北京市朝阳区潘家园南里 19 号
邮　　编：100021
E - mail：pmph @ pmph.com
购书热线：010-59787592　010-59787584　010-65264830
印　　刷：北京盛通印刷股份有限公司
经　　销：新华书店
开　　本：787×1092　1/16　印张：20
字　　数：462 千字
版　　次：2021 年 9 月第 1 版
印　　次：2021 年 9 月第 1 次印刷
标准书号：ISBN 978-7-117-32202-7
定　　价：228.00 元

打击盗版举报电话：010-59787491　E - mail：WQ @ pmph.com
质量问题联系电话：010-59787234　E - mail：zhiliang @ pmph.com

主编简介

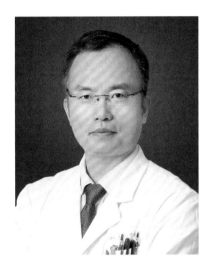

应建明,主任医师,博士生导师

- 中国医学科学院肿瘤医院病理科主任
- 中国抗癌协会肿瘤病理专业委员会候任主任委员
- 中国抗癌协会肿瘤病理专业委员会肿瘤分子病理协作组组长
- 中华医学会病理学分会分子病理学组副组长
- 中国医师协会病理科医师分会分子病理专业委员会副主任委员
- 中国研究型医院学会超微与分子病理专业委员会副主任委员
- 中国研究型医院学会病理学专业委员会副主任委员
- 国家肿瘤质控中心单病种质控专家委员会委员
- 国家抗肿瘤药物临床应用监测专家委员会委员
- 国家药品监督管理局医疗器械技术审评专家咨询委员会委员
- 中国合格评定国家认可委员会(CNAS)评审专家、评定专家

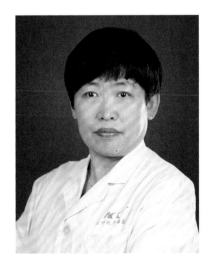

石素胜,主任医师,硕士生导师

- 中国医学科学院肿瘤医院病理科副主任
- 中国抗癌协会肝癌专业委员会病理学组委员
- 北京肿瘤协会病理专业委员会常务委员
- 中国研究型医院学会超微与分子病理专业委员会消化组副组长
- 中国医疗保健国际交流促进会神经内分泌肿瘤分会常务委员
- 中国医疗保健国际交流促进会结直肠癌肝转移分会常务委员
- 北京市住院医师规范化培训委员会委员
- 北京医学会医疗事故鉴定专家
- 教育部学位中心评审专家

主编简介

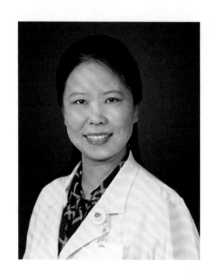

杨　琳,副主任医师,硕士生导师

- 中国医学科学院肿瘤医院临床病理规范化基地教学秘书
- 美国 UT Southwestern Medical Center 访问学者
- 国际肺癌研究学会(IASLC)成员
- 中国医疗保健国际交流促进会结直肠癌肝转移分会委员
- 中国医药教育协会肿瘤化学治疗专业委员会委员
- 北京肿瘤防治研究会转化医学分会常务委员
- 教育部学位中心评审专家

序　言

　　病理学在现代医学中的地位已得到公认,"医学之本""金标准"等都是耳熟能详的雅称。从一个外科医师的角度看,病理医师相当于临床医师的"眼睛"。尤其在手术中,冰冻病理诊断在某种意义上决定了术者的进退、方向和手术范围。欠一分,患者可能面临"二进宫";过一分,患者可能承担不该有的组织及器官损失。术中快速冰冻病理诊断医师承受的决策压力可见一斑。令人欣慰的是,中国医学科学院肿瘤医院病理科在长期的术中冰冻诊断实践中,总结了大量的经验和经典病例,编写了这部《肿瘤术中病理诊断图谱及解析》。

　　本书汇集了病理科医师多年的诊断智慧,读者可以从经典病例中学习诊断要点,从疑难病例中学习诊断思路;借常见病例精益求精,借罕见病例拓宽视野。术中冰冻病理诊断要求病理医师具有较高的诊断水平和深厚的学术底蕴,同时要密切联系临床;只有与临床医师之间保持良好的沟通和配合,才能够真正达到精确诊断和精准治疗。

　　我衷心祝贺本书顺利出版,很高兴向医学同道推荐。

赫　捷

中国科学院院士

国家癌症中心主任

中国医学科学院肿瘤医院院长

2021 年 6 月于北京

前　　言

　　术中病理诊断(又称冰冻诊断)是在手术进程中切取代表性病变组织进行快速病理制片、观察并给出定性诊断的过程,是外科病理诊断重要的组成部分,直接决定手术方式及手术范围。术中病理取材局限性、冰冻制片假象等客观因素使得术中病理诊断更具有挑战性。术中病理诊断医师不仅需要夯实病理形态学基础,还需积累丰富的临床病理实践及沟通技巧,才能很好地应对术中病理诊断中出现的各种情况,作出准确的诊断。

　　中国医学科学院肿瘤医院病理科多年来积攒了丰富的临床实践病例,我们从中精选典型病例整理出版《肿瘤术中病理诊断图谱及解析》,希望能使广大病理医师,尤其是住培学员和基层病理医师获益。本书不仅适用于临床病理基地住培学员,也适于临床病理研究生、进修医师、术中病理主诊医师等。

　　本书选择的每一个病例都来源于日常冰冻诊断工作,有常见典型病例,也有少见疑难病例;有成功的经验,也有失败的教训。本书涵盖了常见肿瘤病理术中诊断情景及病例解析,包括患者一般资料、影像所见、大体及镜下所见、诊断依据及鉴别诊断等。根据本院冰冻送检样本分布特点,头颈部、肺部肿瘤病例数相对较多,妇科、乳腺肿瘤次之,消化道及泌尿系统肿瘤以手术切缘为主。神经系统、骨及儿童肿瘤等病例相对较少,未能单列章节。

　　衷心感谢为本书出版付出辛苦劳动的住院医师、研究生、进修医师等。书中部分冰冻切片因保存时间较长,图片质量受到一定影响,望读者理解。此外,限于我们的学识和水平,本书存在一些缺点和不足,敬请读者指正。

2021 年 6 月于北京

目 录

第一部分

总　　论

一、术中病理诊断概述

1. 术中病理诊断的目的

- 指导手术切除范围（明确病变性质、评估恶性肿瘤的切缘及淋巴结转移情况）
- 确认足够的病变组织用于石蜡切片和/或分子病理诊断
- 合理处置用于辅助诊断或研究的组织样本（如淋巴瘤、肉瘤或需要特殊处理的其他肿瘤）

2. 术中病理诊断的适应证

- 明确病变良恶性并决定手术方案（约占冰冻送检病例的20%）
- 恶性肿瘤的切缘评估（可反复送检直至切缘阴性，约占40%）
- 确定淋巴结转移以进行淋巴结取样或清扫（约占20%）
- 为晚期肿瘤取活检以获取足够组织用于病理诊断或分子病理检测（约占20%）

3. 术中病理诊断的禁忌证

- 与手术方式选择无关（已完整切除的大肿瘤）
- 皮肤色素性病变和组织过小
- 脂肪组织和钙化骨组织
- 非必需且对患者有害（小病变全部冰冻后，切片质量影响术后最终诊断；组织过小可能由于冰冻切片损耗导致术后不能诊断）

4. 术中病理诊断的局限性

- 取材有限
- 冰晶人工假象
- 冰冻切片技术问题（切片较厚、细胞核看起来更大、细胞内出现假空泡等）
- 某些组织如脂肪不能很好制片
- 缺乏特殊研究：通常无法进行组织化学染色或免疫组织化学染色等
- 冰冻诊断的灵敏度和特异度均低于石蜡切片

二、术中病理诊断的注意事项

1. 充分了解病史和/或影像学检查

- 了解既往病史尤其是恶性肿瘤史，有助于诊断转移性肿瘤
- 新辅助放化疗后的反应性变化可能类似恶性病变
- 中枢神经系统肿瘤和骨肿瘤影像学检查对病理诊断很重要
- 回顾临床病史也有助于病理医师减少焦虑并快速准确地完成诊断

2. 病理医师要了解冰冻诊断对疾病临床治疗的影响

- 纵隔淋巴结活检用于评估肿瘤分期

- 用于诊断淋巴瘤时仅需部分冰冻,要留够组织做石蜡制片及分子检测

3. 送检组织要先满足诊断和治疗目的,其次才可用于研究

4. 术中病理诊断重要参考信息
- 年龄
- 性别
- 恶性肿瘤的既往史
  - 必须始终考虑转移性肿瘤的可能
  - 肿瘤类型、分期和既往治疗方案均是重要因素
  - 治疗相关变化可能被误认为恶性肿瘤
  - 具有治疗反应的肿瘤可能难以识别
- 既往手术史:手术引起的继发改变可能被误诊为肿瘤
- 药物治疗会引起某些改变(如核分裂增加)可能导致误诊为恶性肿瘤
- 怀孕或哺乳期良性乳腺病变可能出现较多核分裂或坏死导致误诊为恶性肿瘤
- 已知或疑似感染需要病理工作人员采取特殊防护措施
- 影像学资料:对脑、骨、肺病变尤为重要,也可帮助在大标本中定位病变

5. 难以明确诊断时,需与手术医师沟通,了解相应的处理结果至关重要(如是继续手术还是终止手术)

三、术中病理报告要点

1. 书面报告
- 应包含患者姓名、病案号、病理号等基本信息
- 应包含详细的标本名称及冰冻标本名称
- 诊断应简明扼要,仅包括必要信息(如"无肿瘤存在"或"存在转移性癌")
- 避免使用缩写或缩略语,以免引起误解
- 不必要提供多余信息(如详细的组织学类型或分级等),可能会与最终诊断产生潜在差异

2. 口头报告
- 不作为常规推荐,仅限于紧急情况下快速通知手术医师
- 传递口头报告之前要准确核对患者临床信息
- 尽可能直接传递书面报告内容并确认手术医师准确理解,防止误传

(杨　琳)

第二部分

各　论

第一章

头颈部肿瘤

一、外科关注点

1. 肿瘤的病变性质(良恶性)。
2. 淋巴结转移情况,决定是否进行淋巴结清扫。
3. 手术切缘情况,决定是否需要扩大手术范围,如下咽、喉、皮肤等。

二、大体标本检查要点

1. 送检标本的观察层次,先看申请单重要信息后再观察标本,先观察标本表面再切面。
2. 看清申请单送检标本名称与标本是否对应,注意左右侧别。
3. 看清申请单送检冰冻的目的,如果不清楚,应立即联系手术医师。
4. 甲状腺的病变寻找,要根据术者的切开位置、术前超声检查提示进行。

5. 淋巴结要独立包埋,以切取最大面,谨防遗漏转移癌。

6. 描写记录清晰,取材规范充分。

三、最常见的诊断

1. 甲状腺

- 结节性甲状腺肿
- 甲状腺炎
- 甲状腺腺瘤
- 纤维化结节
- 肉芽肿性炎
- 甲状腺乳头状癌
- 甲状腺髓样癌
- 甲状腺滤泡性肿瘤
- 甲状腺滤泡癌
- 甲状腺未分化癌

2. 涎腺

- 多形性腺瘤
- Warthin 瘤
- 单形性腺瘤
- 黏液表皮样癌
- 腺样囊性癌
- 癌在多形性腺瘤中
- 肌上皮癌
- 导管腺癌

四、常见鉴别诊断难点

1. 甲状腺乳头状癌滤泡亚型的冰冻诊断,在纤维化背景不明显、滤泡结构明显的情况下,需要仔细比对肿瘤区滤泡上皮与瘤旁正常甲状腺滤泡上皮的大小形态,滤泡结构的不规则性及分布不均匀性(即浸润性生长方式)是诊断要点。

2. Warthin 瘤与 Warthin 瘤样黏液表皮样癌是鉴别诊断的难点,前者组织学可以出现鳞状化生和黏液上皮化生,后者的诊断要点主要是根据分子病理检测到 *MAML2* 基因易位。

3. 基底细胞腺瘤与腺样囊性癌的鉴别在有些病例是困难的,分子病理检测 *MYB* 基因易位/融合对诊断有帮助。

4. 甲状腺滤泡性肿瘤需要鉴别腺瘤、交界性病变和有包膜或血管侵犯的滤泡癌。

病例 1 甲状腺乳头状癌，滤泡亚型

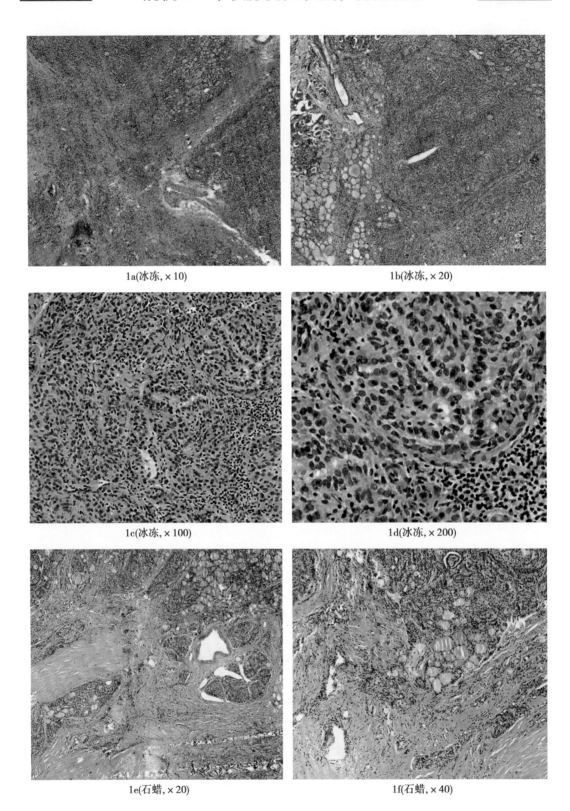

1a(冰冻,×10)

1b(冰冻,×20)

1c(冰冻,×100)

1d(冰冻,×200)

1e(石蜡,×20)

1f(石蜡,×40)

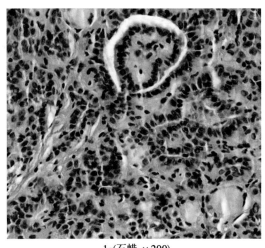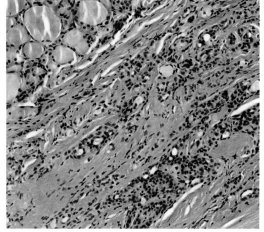

1g(石蜡,×200)　　　　　　　　　　　　　　1h(石蜡,×100)

基本资料　女性,31岁,发现甲状腺结节10个月;超声提示甲状腺左叶可见低密度结节,边界欠清。

大体检查　甲状腺腺叶,多切面切开,见结节,直径1.2cm,切面实性、质硬、界不清。

镜下表现　a,肿瘤边界不清,浸润性生长、结节状分布;b~c,肿瘤完全或几乎完全由滤泡组成,滤泡上皮增生明显,可找到少量发育不良的乳头结构,间质淋巴细胞浸润;d,肿瘤细胞核增大及核重叠,毛玻璃样核不明显;e~f,石蜡切片显示结节状生长方式,间质纤维化较冰冻明显;g,可以找见少量低分化乳头结构,肿瘤细胞核增大,核重叠;h,邻近正常甲状腺组织的癌细胞呈巢状在硬纤维间质浸润性生长。

诊断依据　滤泡亚型乳头状癌主要由滤泡结构构成,可找到少量形成不良的乳头样结构,与周围正常甲状腺滤泡间分界不清,呈浸润性,纤维间质反应可以明显或不明显。与经典型乳头状癌的形态学表现相似:无包膜形成,核重叠,呈毛玻璃样,可有核沟和核内假包涵体。

鉴别诊断　冰冻切片纤维化及浸润性生长不明显时,需要鉴别具有包膜或界清的甲状腺滤泡性肿瘤,包括腺瘤、具有乳头状核特征的甲状腺滤泡性肿瘤、滤泡癌、高分化甲状腺癌。

病例 2　甲状腺乳头状癌，滤泡亚型

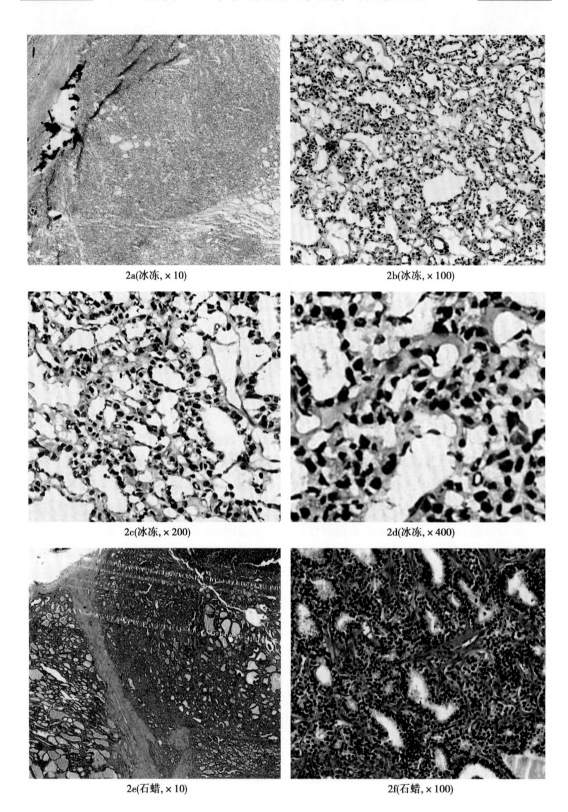

2a(冰冻,×10)

2b(冰冻,×100)

2c(冰冻,×200)

2d(冰冻,×400)

2e(石蜡,×10)

2f(石蜡,×100)

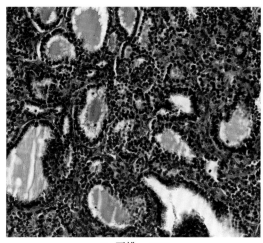 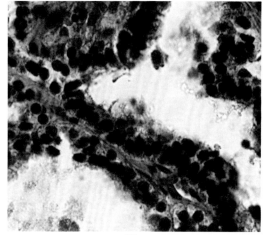

2g(石蜡,×400)　　　　　　　　　　　　　2h(石蜡,×400)

基本资料　女性,68岁,发现颈部肿物1个月;超声提示甲状腺右叶形态失常,可见多发实性、囊实性结节及肿物,边界清楚,部分可见粗大钙化灶。

大体检查　甲状腺腺叶,大小4.5cm×4.0cm×2.5cm,多切面切开,切面见一肿物,大小3.7cm×2.8cm×2.0cm,切面灰褐实性均质,质稍韧,分界清,局部似钙化,紧邻被膜。

镜下表现　a,肿瘤结节界限清楚,伴钙化;b~d,滤泡状结构,肿瘤细胞核增大,有异型性;e,肿瘤呈结节状,有纤维分隔;f,滤泡状结构;g,肿瘤呈滤泡状结构;h,肿瘤细胞核增大。

诊断依据　详见病例1中诊断依据。

鉴别诊断　具有包膜或界清的甲状腺滤泡性肿瘤,包括腺瘤、具有乳头状核特征的甲状腺滤泡性肿瘤、滤泡癌、高分化甲状腺癌。根据是否具有包膜、血管侵犯,以及乳头状核特征来鉴别。

病例3 甲状腺乳头状癌，滤泡亚型

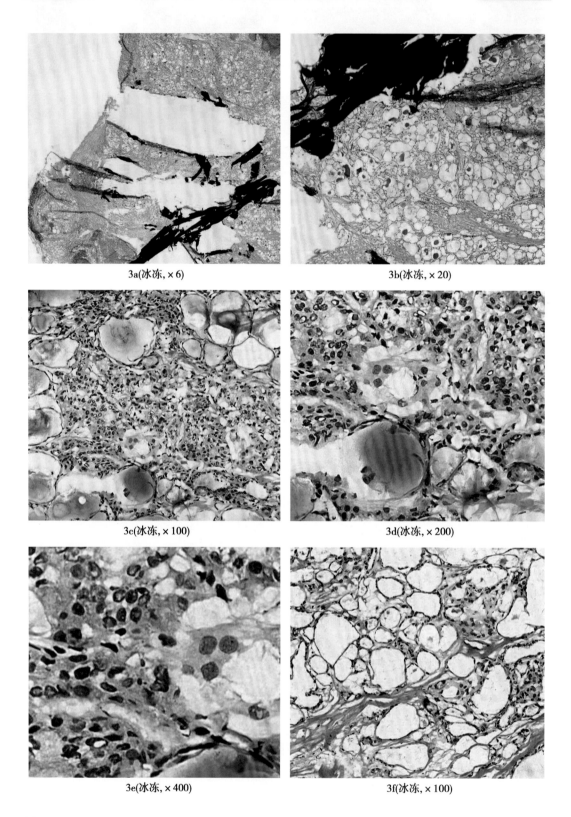

3a(冰冻,×6)

3b(冰冻,×20)

3c(冰冻,×100)

3d(冰冻,×200)

3e(冰冻,×400)

3f(冰冻,×100)

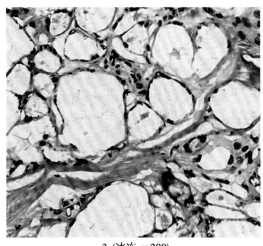 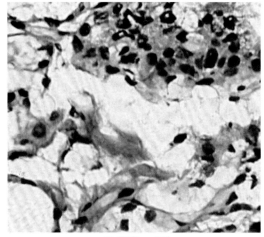

3g(冰冻,×200)   3h(冰冻,×400)

基本资料 女性,63 岁,发现甲状腺肿物 4 个月;超声提示甲状腺弥漫性回声不均,右叶下极见低回声结节,大小 1.5cm×1.2cm,边界欠清。

大体检查 甲状腺腺叶及峡部,大小 5cm×4cm×2cm,多切面切开,切面见一结节,大小 1.5cm×1.2cm×1.0cm,切面灰白、实性、伴钙化,边界不清,紧邻被膜。

镜下表现 a,肿瘤结节不明显,边界不清,伴明显钙化,组织块边缘见淋巴细胞性甲状腺炎;b,有纤维条索状分隔的滤泡结构,伴钙化;c~d,滤泡上皮核增大,有异型性;e,肿瘤细胞核增大,可见染色质边缘浓聚,假包涵体(冰冻假象);f,肿瘤细胞核增大(对比周围正常甲状腺滤泡上皮);g,肿瘤细胞部分核增大,部分似正常滤泡结构;h,洒水征。

诊断依据 详见病例 1 中诊断依据。

鉴别诊断 需与结节性甲状腺肿相鉴别。鉴别要点为滤泡亚型乳头状癌周围为正常的甲状腺滤泡上皮,肿瘤区域细胞核增大,可见核重叠,并且呈分界不清的浸润性生长方式。

病例4 甲状腺乳头状癌，滤泡亚型

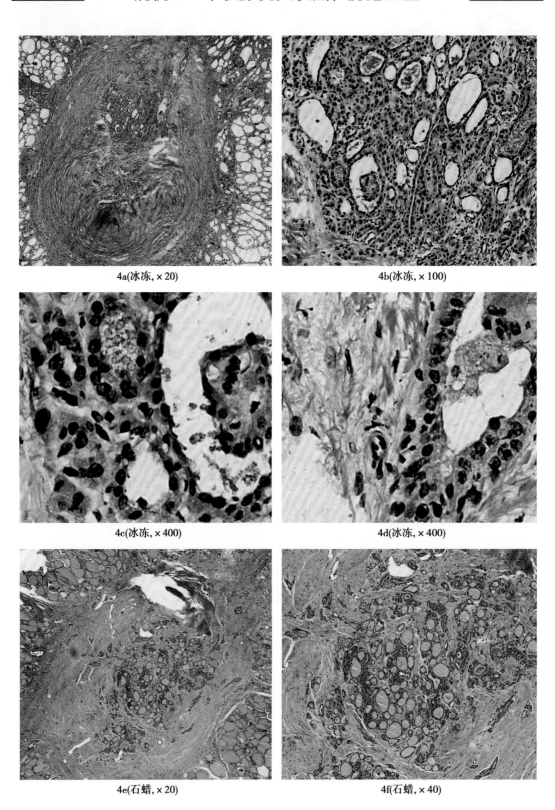

4a(冰冻, × 20)

4b(冰冻, × 100)

4c(冰冻, × 400)

4d(冰冻, × 400)

4e(石蜡, × 20)

4f(石蜡, × 40)

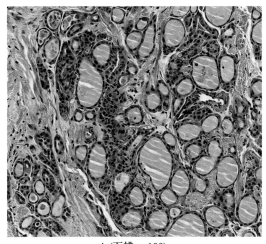
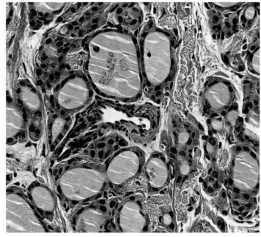

4g(石蜡,×100)　　　　　　　　　　　　　　　4h(石蜡,×200)

基本资料　女性,47 岁,发现甲状腺肿物 2 年;超声提示甲状腺右叶体积增大,可见散在低密度灶,大者位于中下叶被膜下,边界欠清,约 0.7cm×0.5cm,强化欠均,内见粗大钙化灶。

大体检查　甲状腺腺叶及峡部,大小 5.0cm×3.0cm×1.8cm,多切面切开,切面见两灰白结节,直径 0.3~0.4cm,切面均质硬,界不清,距被膜 0.4cm。

镜下表现　a,肿瘤界清,明显纤维化;b,肿瘤细胞核增大,浸润性生长方式;c~d,肿瘤细胞滤泡结构为主,核呈圆形或卵圆形,核增大,核重叠;e~f,纤维化肿瘤结节,界清;g,肿瘤细胞呈滤泡状结构;h,滤泡状结构,核增大,胞质丰富、嗜酸。

诊断依据　详见病例 1 中诊断依据。

鉴别诊断　该例因为胞浆嗜酸,需与嗜酸细胞腺瘤和嗜酸细胞癌相鉴别。鉴别要点:嗜酸细胞腺瘤和嗜酸细胞癌为滤泡状结构,无明显纤维化及乳头状癌核特征。

病例5 甲状腺乳头状癌，经典型

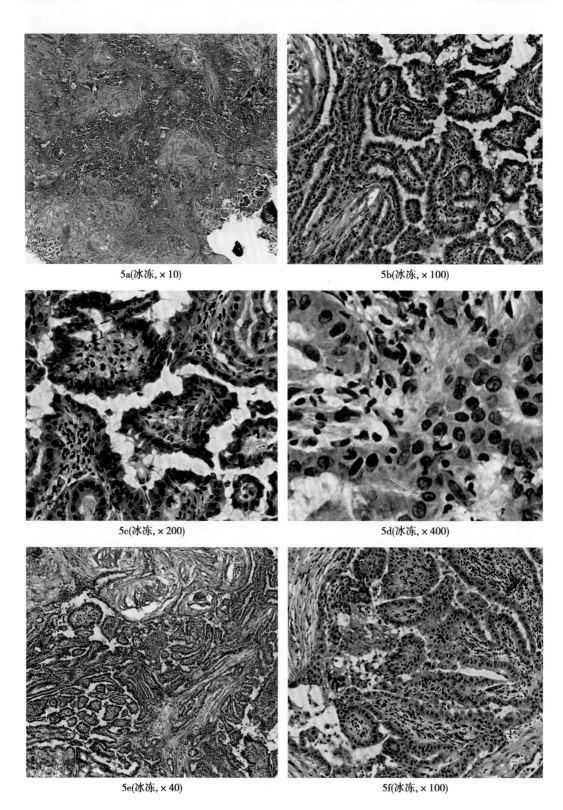

5a(冰冻,×10)

5b(冰冻,×100)

5c(冰冻,×200)

5d(冰冻,×400)

5e(冰冻,×40)

5f(冰冻,×100)

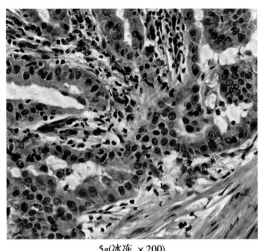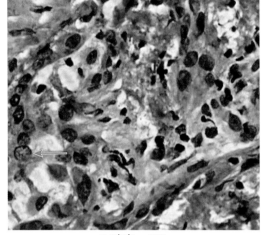

5g(冰冻,×200)　　　　　　　　　　　　　5h(冰冻,×400)

基本资料　女性,46 岁,发现甲状腺肿物 1 年余;超声示甲状腺多发结节,峡部偏右侧结节不除外恶性。

大体检查　灰红甲状腺组织,大小 3.0cm×3.5cm×1.0cm,表面被膜尚光滑,多切面切开,切面见一灰白结节,结节大小 0.7cm×0.7cm×1.0cm,灰白质硬,紧邻被膜。

镜下表现　a,肿瘤浸润性生长,背景可见甲状腺组织及纤维化间质;b,明显复杂分枝的乳头状结构,乳头中心含纤维血管轴心;c,被覆肿瘤细胞,核增大,可见核重叠;d,细胞核呈圆形或椭圆形,核增大,可见核染色质边缘浓聚(铁丝圈样核,箭所示);e,肿瘤浸润性生长;f,明显分枝的乳头状结构及少量滤泡结构,间质淋巴细胞浸润;g,肿瘤细胞胞质稍丰富,嗜酸,核增大,可见核内假包涵体(箭所示);h,高倍镜下显示核特征,可见核染色质边缘浓聚(铁丝圈样核,箭所示)。

诊断依据　经典型甲状腺乳头状癌的乳头状结构多为复杂分枝状,有纤维血管轴心。表面被覆单层异型上皮。肿瘤细胞核较正常滤泡上皮明显增大,呈圆形、椭圆形或矮柱状,胞质透明或呈毛玻璃样,含核沟、核内假包涵体,细胞核重叠。40%~50%的乳头状癌中含有沙砾体。

鉴别诊断　需与结节性甲状腺肿伴有腺瘤样增生及乳头状增生鉴别,一般不困难,腺瘤样增生的细胞核轻度增大,核一致,无重叠、核沟及染色质边缘浓聚等乳头状癌的核特征,乳头结构一般是无血管轴心的假乳头结构,可以出现间质纤维化,一般伴玻璃样变。

病例6 甲状腺乳头状癌，经典型

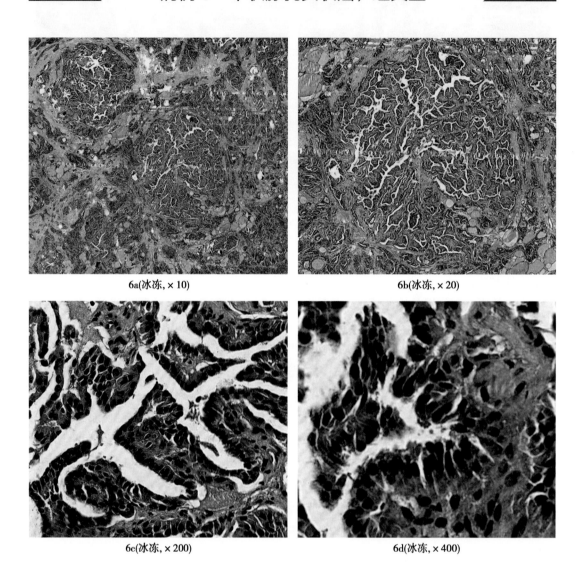

6a(冰冻, ×10)

6b(冰冻, ×20)

6c(冰冻, ×200)

6d(冰冻, ×400)

基本资料 女性,7岁,发现左颈部肿物1个月;超声提示甲状腺密度不均,可见多发结节,大者约2.0cm×1.2cm,边界模糊。

大体检查 甲状腺腺叶及峡部,大小3.5cm×2.0cm×1.5cm,多切面切开,切面见一肿物,大小2.0cm×1.2cm×1.0cm,切面灰白、实性、质硬,边界不清,紧邻被膜。

镜下表现 a,肿瘤无包膜,呈浸润性生长,间质纤维化,可见砂砾体及钙化切片时形成的刀痕;b,多级分枝乳头状结构;c,高倍镜下见核增大、核重叠及染色质边缘浓聚,呈铁丝圈样核;d,肿瘤细胞核拉长及核重叠。

诊断依据 详见病例5中诊断依据。

鉴别诊断 需与甲状腺腺瘤相鉴别。鉴别要点:腺瘤的界限清楚,无间质浸润、间质纤维化,缺乏真性乳头,可以伴有囊性变,以及缺乏乳头状癌的核特征。

病例 7　甲状腺乳头状癌，经典型

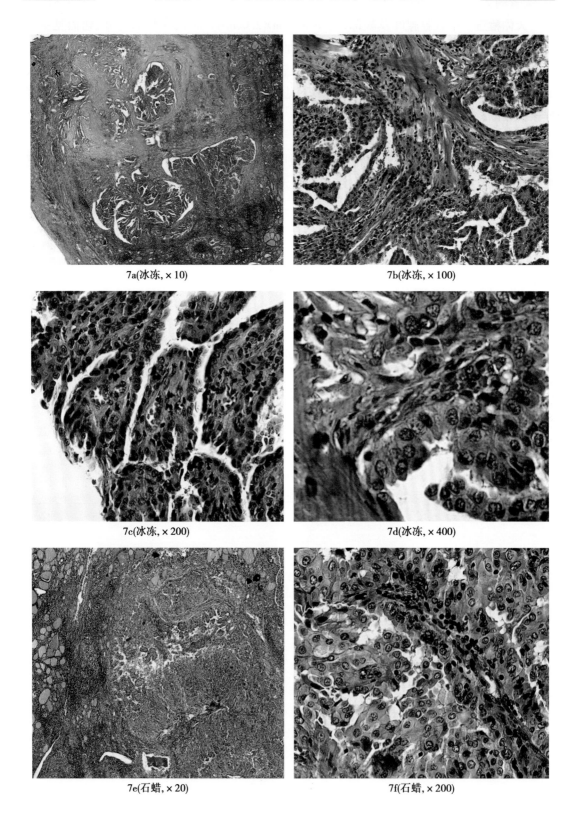

7a(冰冻，×10)

7b(冰冻，×100)

7c(冰冻，×200)

7d(冰冻，×400)

7e(石蜡，×20)

7f(石蜡，×200)

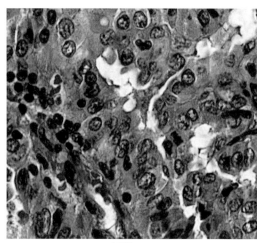 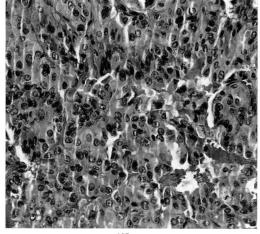

7g(石蜡,×400)　　　　　　　　　　　　　7h(石蜡,×200)

基本资料　女,26岁,发现甲状腺肿物1个月;超声提示甲状腺右叶低密度结节,大小约1.1cm×0.7cm,边界模糊。

大体检查　甲状腺腺叶及峡部,大小5.3cm×3.0cm×1.5cm,临床已局部剖开,切面见一肿物,大小1.4cm×1.0cm×0.7cm,切面灰白、实性、质稍硬,界不清,紧邻被膜。

镜下表现　a,肿瘤结节,界限不清;b、c,肿瘤组织呈乳头状结构;d,乳头结构表面被覆上皮可见核增大、核重叠、核沟等表现;e,肿瘤浸润性生长,呈乳头状结构;f,肿瘤细胞具有经典的乳头状核型特征;g,肿瘤细胞具有经典的乳头状核型特征;h,实性结构,具有经典的乳头状核型特征。

诊断依据　详见病例5中诊断依据。

鉴别诊断　该病例境界清楚,需与甲状腺腺瘤及甲状腺交界性肿瘤相鉴别。鉴别要点:腺瘤的界限清楚,无间质浸润、间质纤维化,缺乏真性乳头,可以伴有囊性变,以及缺乏乳头状癌的核特征。

病例 8 甲状腺乳头状癌，经典型

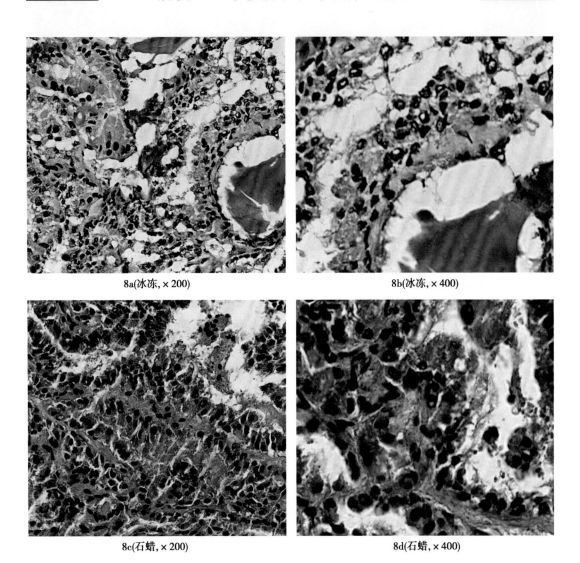

8a(冰冻, × 200)

8b(冰冻, × 400)

8c(石蜡, × 200)

8d(石蜡, × 400)

基本资料　女,46 岁,体检发现甲状腺肿物 6 个月;超声提示甲状腺可见数个低密度结节,部分伴钙化灶。

大体检查　甲状腺峡部大小 2.0cm×1.8cm×1.5cm,多切面切开,切面见一肿物,大小 2.0cm×1.7cm×1.4cm,切面灰白、实性、质硬伴钙化,紧邻被膜。

镜下表现　a,肿瘤组织呈滤泡结构;b,肿瘤细胞核大,可见假核内包涵体;c,肿瘤排列呈乳头状结构;d,肿瘤细胞核大,排列不规则,核重叠。

诊断依据　详见病例 5 中诊断依据。

鉴别诊断　需与结节性甲状腺肿相鉴别,后者伴腺瘤样增生及乳头状增生。

病例9 甲状腺乳头状癌，嗜酸细胞型

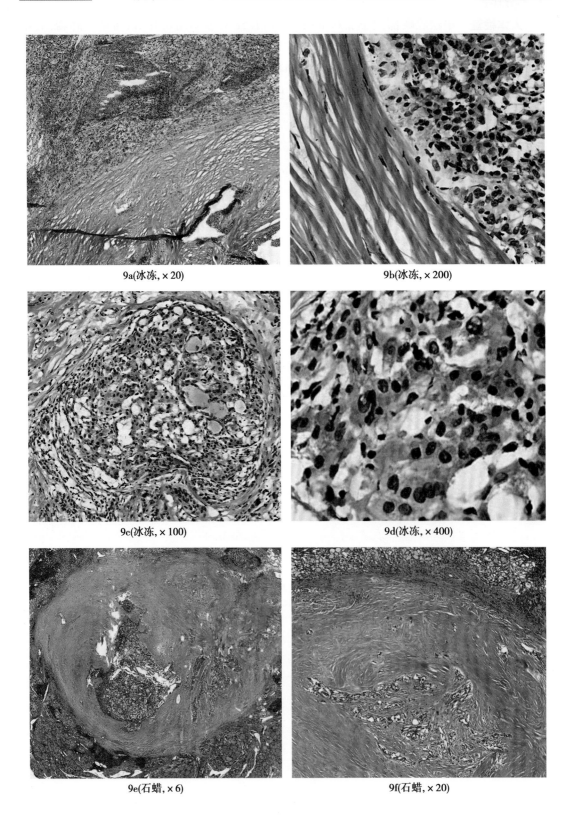

9a(冰冻, × 20)

9b(冰冻, × 200)

9c(冰冻, × 100)

9d(冰冻, × 400)

9e(石蜡, × 6)

9f(石蜡, × 20)

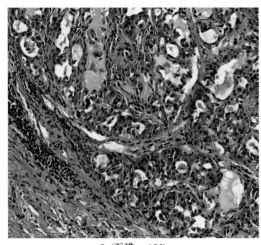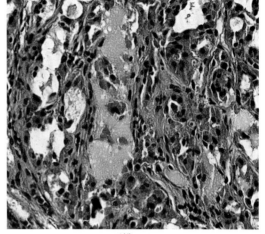

9g(石蜡,×100)　　　　　　　　　　9h(石蜡,×200)

基本资料　女性,25 岁,发现甲状腺结节 5 个月;超声提示甲状腺左叶可见类圆形低密度结节,大小 1.5cm×1.2cm,形态欠规则,边界欠清。

大体检查　甲状腺腺叶,大小 5cm×3cm×2cm,多切面切开,切面见一灰白结节,大小 1.7cm×1.6cm×1.0cm,切面质硬,界欠清,紧邻被膜。

镜下表现　a,桥本甲状腺炎的背景下可见活跃的肿瘤细胞巢,伴明显纤维化,与正常甲状腺组织分界不清;b~d,肿瘤细胞巢,细胞核增大,胞质嗜酸,乳头状癌核特征不明显;e,纤维化明显的瘤结节;f,纤维化背景上有异型浸润性生长的肿瘤细胞巢;g~h,肿瘤细胞巢,肿瘤细胞核增大,胞质嗜酸。

诊断依据　肿瘤排列方式可以为乳头状或滤泡结构。胞核具有乳头状癌的核特征,即核增大、拉长、核重叠,核膜不规则,可见核沟和核内假包涵体,染色质边缘浓聚及磨玻璃样改变。肿瘤细胞胞质丰富,明显嗜酸是诊断要点。胞质丰富嗜酸性颗粒状的肿瘤细胞>50%。

鉴别诊断　与嗜酸细胞腺瘤和嗜酸细胞癌相鉴别。鉴别要点:嗜酸细胞腺瘤和嗜酸细胞癌几乎完全为滤泡结构,无明显纤维化及乳头状癌核特征。

病例10　甲状腺乳头状癌，高细胞型

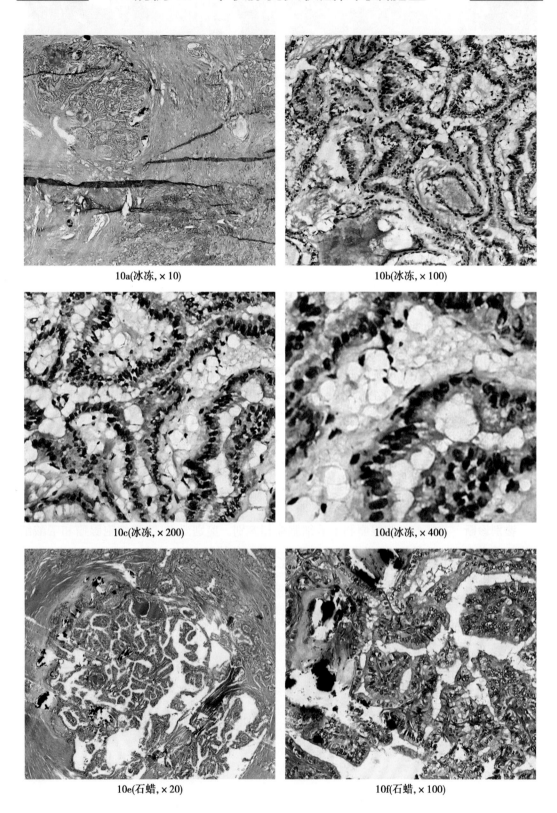

10a(冰冻,×10)

10b(冰冻,×100)

10c(冰冻,×200)

10d(冰冻,×400)

10e(石蜡,×20)

10f(石蜡,×100)

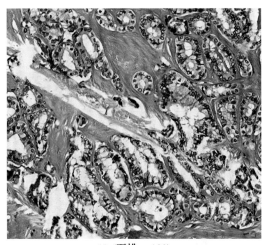
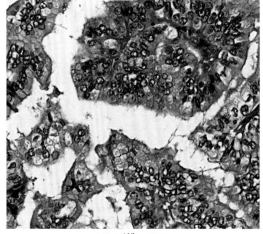

10g(石蜡,×100)　　　　　　　　　　　　　　　10h(石蜡,×200)

基本资料　男性,38 岁,发现甲状腺肿物 7 个月;超声提示甲状腺左叶实性结节伴钙化,考虑恶性。

大体检查　甲状腺腺叶及峡部,大小 5.0cm×3.0cm×1.8cm,临床已局部剖开,剖面见一肿物,大小 2.2cm×1.9cm×1.4cm,切面灰白、实性、质硬,界欠清,紧邻被膜。

镜下表现　a,肿瘤结节明显纤维化,散在浸润性上皮细胞巢;b,粗大乳头样结构,血管轴心不明显;c~d,肿瘤细胞核增大,核重叠;e,肿瘤明显纤维化及钙化,呈浸润性生长;f,有明确血管轴心的乳头状结构,伴钙化;g,滤泡性结构;h,乳头状核特征明显,高是宽的 3 倍。

诊断依据　高细胞型甲状腺乳头状癌的乳头状结构明显,有纤维血管轴心,表面被覆单层或假复层高柱状异型肿瘤细胞,高是宽的 2 倍以上,细胞占比>50%。肿瘤细胞核具有乳头状癌的核特征,可见沙砾体。

病例 11　甲状腺微小乳头状癌

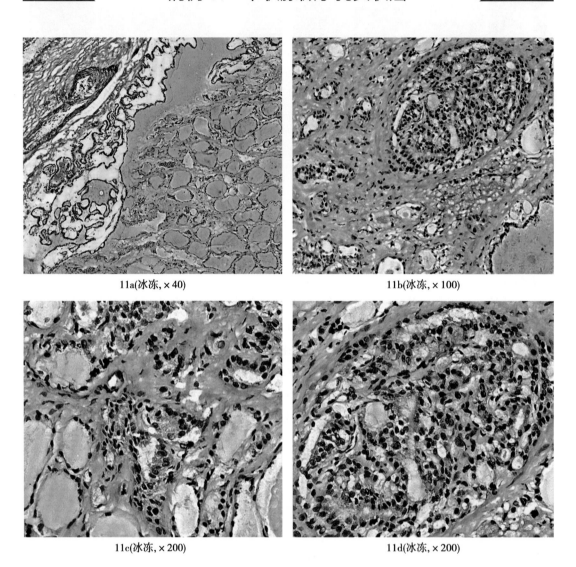

11a(冰冻,×40)

11b(冰冻,×100)

11c(冰冻,×200)

11d(冰冻,×200)

基本资料 女性,41岁,发现甲状腺肿物1年余;超声提示甲状腺右叶低回声结节,边界不清。

大体检查 结节状肿物1个,大小3.8cm×3.0cm×2.0cm,外膜光滑,切面呈囊性,囊内含暗黄色液,内壁略粗糙,囊壁厚0.1~0.3cm。

镜下表现 a,结节性甲状腺肿背景;b,局灶纤维化背景上见滤泡状及巢状结构的肿瘤细胞;c,高倍镜下可见分化不良的乳头状结构;d,肿瘤细胞核增大、核重叠,呈巢状及复杂乳头状结构。

诊断依据 依据2017 WHO甲状腺肿瘤分类系统,定义微小乳头状癌标准是肿瘤最大径≤1cm。由于肿瘤直径小,大体检查时常被忽略。肿瘤常定位在靠近甲状腺被膜处。有的肿瘤完全被厚的纤维包膜包裹,局灶可见钙化。结构可以为乳头状或滤泡结构为主。肿瘤细胞胞核具有乳头状癌的核特征,即核增大、拉长、核重叠,核膜不规则,可见核沟和核内假包涵体,染色质边缘浓聚及磨玻璃样改变。

鉴别诊断 需与甲状腺腺瘤相鉴别,鉴别点为乳头状结构及核的特征。

病例 12 甲状腺微小乳头状癌

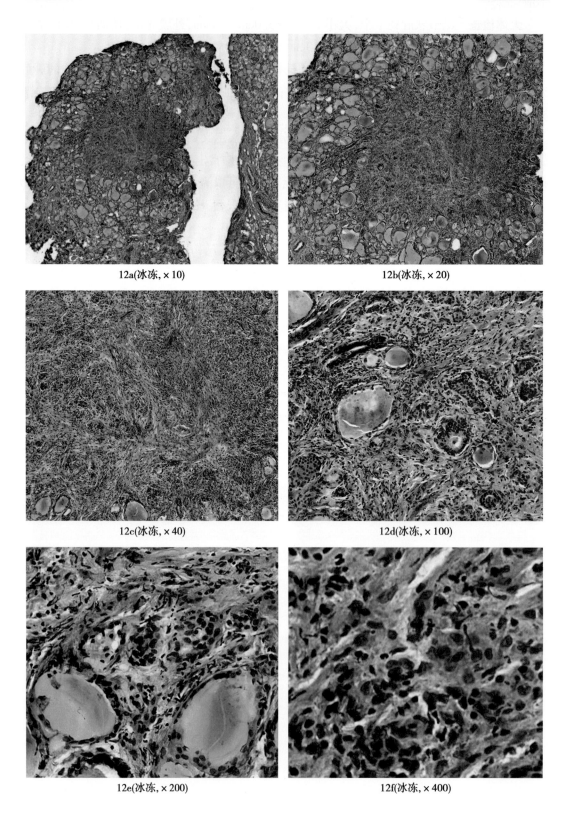

12a(冰冻,×10)

12b(冰冻,×20)

12c(冰冻,×40)

12d(冰冻,×100)

12e(冰冻,×200)

12f(冰冻,×400)

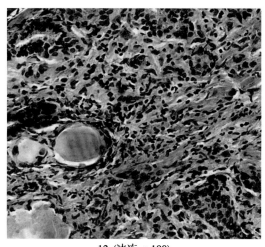

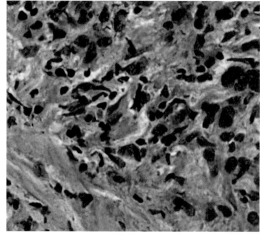

12g(冰冻,×100)   12h(冰冻,×400)

基本资料 女性,39 岁,发现甲状腺肿物 1 个月余;超声提示甲状腺回声欠均匀,右侧见一低回声结节,约 0.9cm×0.8cm,边界不清,形态不规则,局部被膜隆起,考虑恶性的可能性大。

大体检查 结节 1 枚,直径 0.8cm,切面灰白、实性、质硬,界不清。

镜下表现 a,甲状腺组织内可见一直径约 5mm 的细胞密集区;b,该区域纤维化明显;c,淋巴细胞浸润;d,边界不清,边缘滤泡上皮增生活跃;e,滤泡上皮核增大,纤维化间质内可见挤压的小腺管结构,周围见含有胶质的甲状腺滤泡结构;f~h,纤维化间质内可见挤压的小腺管结构上皮巢,核增大,伴淋巴细胞浸润。

诊断依据 详见病例 11 诊断依据。

鉴别诊断 需与肉芽肿性甲状腺炎相鉴别。鉴别诊断要点:肉芽肿性甲状腺炎可见淋巴细胞浸润及间质纤维化,滤泡上皮增生及多核巨细胞反应。

病例 13　甲状腺髓样癌

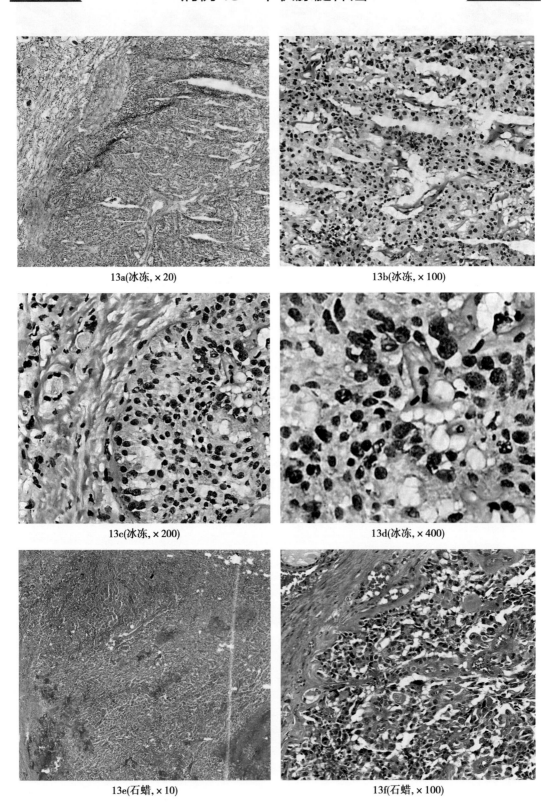

13a(冰冻, ×20)

13b(冰冻, ×100)

13c(冰冻, ×200)

13d(冰冻, ×400)

13e(石蜡, ×10)

13f(石蜡, ×100)

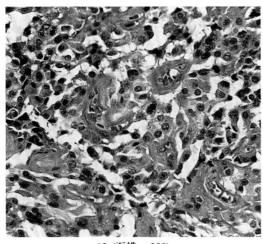 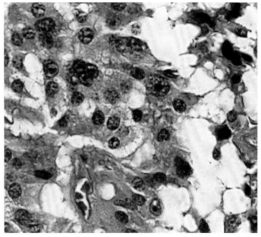

13g(石蜡,×200)　　　　　　　　　　　　13h(石蜡,×400)

基本资料　男性,50岁,发现甲状腺肿物1个月;超声提示甲状腺多发稍低密度结节,大者位于左叶,大小约1.5cm×1.3cm,不均匀强化,边界模糊。

大体检查　甲状腺腺叶及峡部,大小4.0cm×3.0cm×1.5cm,多切面切开,切面见一肿物,大小1.6cm×1.4cm×0.8cm,切面灰黄、质软,界尚清,紧邻被膜。

镜下表现　a,肿瘤边界清楚,实性结构;b,呈梁状、岛状或片状;c~d,细胞圆形、多角形或梭形,细胞核圆形或椭圆形,轻度异型,染色质粗,核仁多不明显;e,肿瘤边界清楚,有纤维包膜;f~g,肿瘤细胞呈梭形,异型性不明显,间质可见淀粉样物;h,细胞圆形、多角形,可见多核瘤巨细胞。

诊断依据　肿瘤可表现为典型的内分泌肿瘤的器官样结构,或形成实性片块、细胞巢、乳头或滤泡状结构。间质有淀粉样物质沉着。肿瘤细胞为圆形、多角形或梭形,可见多核瘤巨细胞;核圆形或卵圆形,染色质粗,核仁多不显,核分裂罕见。梭形细胞常呈漩涡状排列或呈肉瘤样。

鉴别诊断　需与甲状腺乳头状癌实性型相鉴别。鉴别要点:甲状腺髓样癌的染色质呈细颗粒状,均匀,没有边缘浓聚的乳头状核特征,另外,甲状腺髓样癌的间质可见淀粉样物。

病例 14　甲状腺乳头状癌淋巴结转移

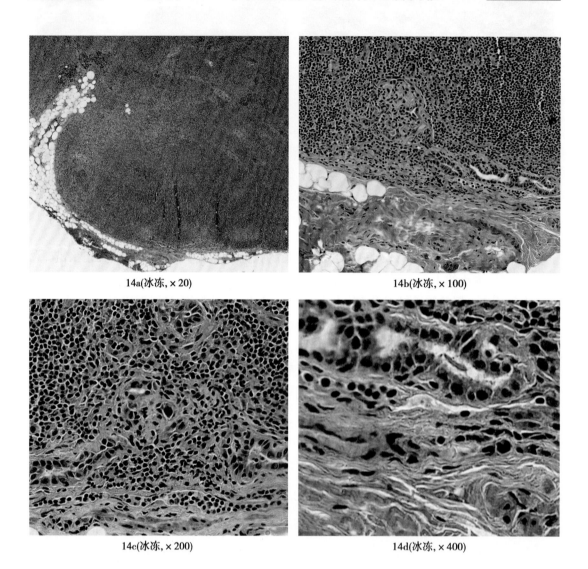

14a(冰冻,×20)

14b(冰冻,×100)

14c(冰冻,×200)

14d(冰冻,×400)

基本资料 女性,28 岁,甲状腺肿物;超声提示恶性,颈部淋巴结可疑转移。

大体检查 结节 1 枚,直径 0.6cm。

镜下表现 a~d,淋巴结被膜下可见转移癌。

诊断依据 淋巴结被膜下可见异型肿瘤细胞,滤泡结构或乳头结构,被覆单层肿瘤细胞,核增大,较一致,可见乳头状癌核特征。

鉴别诊断 淋巴结漏诊。要点:甲状腺乳头状癌微小转移时容易漏诊,降低漏诊的要点是,镜下仔细观察,尤其是被膜下增宽或浅淡区,必要时在高倍镜下观察。另外,微小转移癌在淋巴结实质内时易被误认为淋巴窦组织细胞。

病例 15　脊　索　瘤

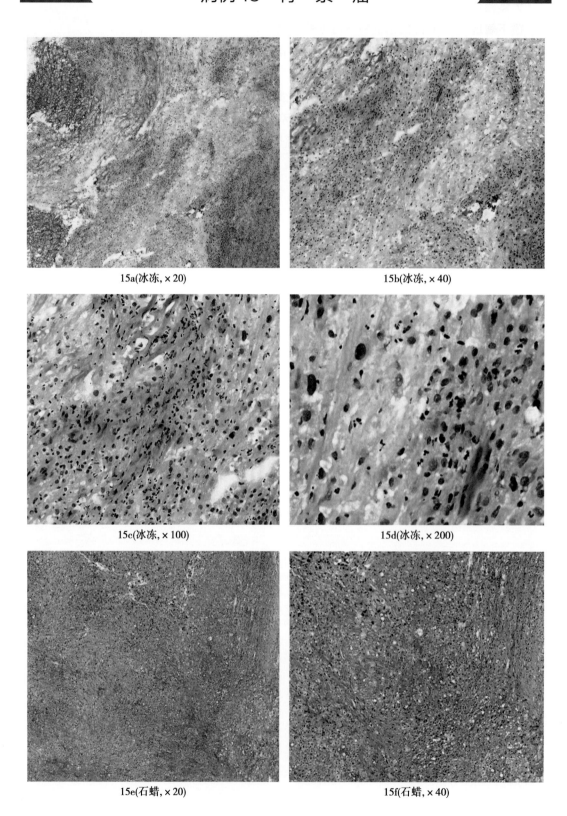

15a(冰冻, × 20)

15b(冰冻, × 40)

15c(冰冻, × 100)

15d(冰冻, × 200)

15e(石蜡, × 20)

15f(石蜡, × 40)

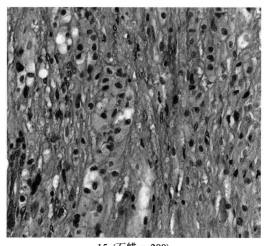

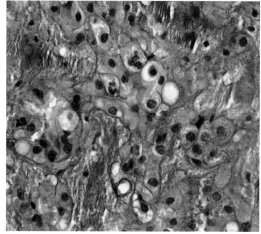

15g(石蜡,×200)　　　　　　　　　　　　　15h(石蜡,×400)

基本资料　男性,40岁,视物重影半年;超声示鼻咽颅底占位性病变。

大体检查　破碎灰白灰褐组织一堆,总体积4cm×3cm×1cm,切面质细、质中、部分有光泽。

镜下表现　a,肿瘤具有丰富的细胞外黏液样基质,纤维间质及黏液样间质内可见异型细胞;b,肿瘤细胞体积增大,轻至中度异型性;c,肿瘤细胞异型性较明显;d,异型的肿瘤细胞及间质黏液变性;e,肿瘤呈条索状和簇状排列,间质黏液变性;f,条索状排列的肿瘤细胞,胞质透明,间质黏液变性;g,显示明显的空泡状胞质及异型细胞核,核分裂稀少;h,高倍下显示细胞核和胞质特征。

诊断依据　脊索瘤多为分叶状结构,小叶中细胞散在或排列成索条或小巢状,具有丰富的细胞外黏液样基质,可见肿瘤细胞漂浮于黏液中。肿瘤细胞形态与不同分化阶段的胚胎脊索相似,肿瘤细胞分为两种,一种是液滴状细胞,体积大,胞浆中有大小不等的空泡,胞核呈空泡状;另一种是星形细胞,体积小,呈星芒状,胞浆内无空泡。核分裂活性通常稀少或缺乏。注意脊索瘤的好发部位是蝶骨的斜坡和骶骨。

鉴别诊断

需与软骨肉瘤和肌上皮癌相鉴别。鉴别要点:脊索瘤是分叶状结构,小叶间有纤维分隔,肿瘤细胞呈条索状或单个细胞漂浮在黏液中;软骨肉瘤的诊断需要结合影像表现及部位,其由软骨陷凹细胞组成;肌上皮癌多原发于涎腺,排列呈巢片状,肿瘤细胞可以为梭形、浆细胞样或透明细胞样形态。

病例 16 腮腺多形性腺瘤

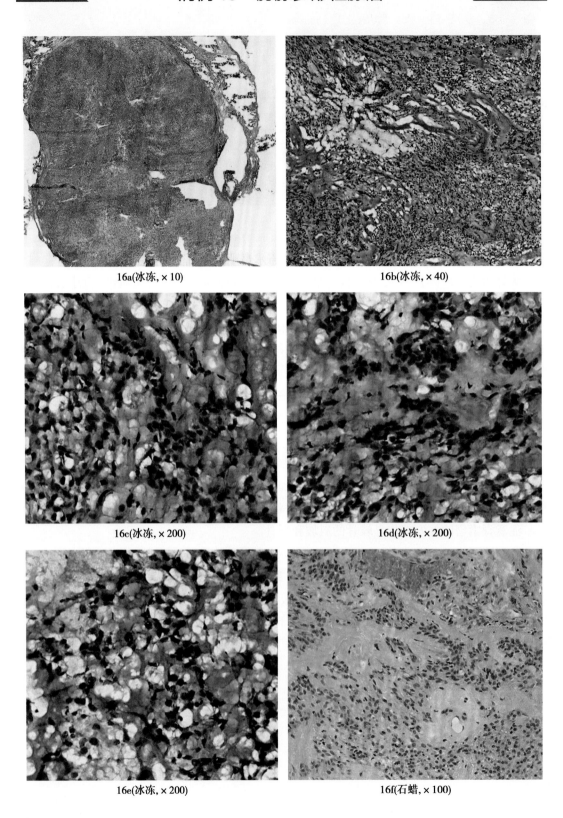

16a(冰冻,×10)

16b(冰冻,×40)

16c(冰冻,×200)

16d(冰冻,×200)

16e(冰冻,×200)

16f(石蜡,×100)

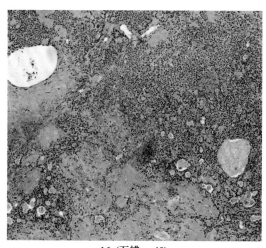

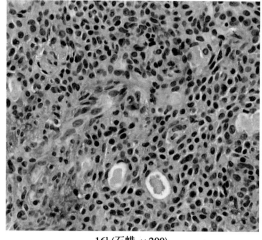

16g(石蜡, × 40)　　　　　　　　　16h(石蜡, × 200)

基本资料　女性,39 岁,发现颈部肿物 20 年余,伴疼痛 1 年余;超声提示腮腺内实性肿物。

大体检查　腮腺及肿物大小 2.0cm×1.0cm×0.5cm,切面灰白、质硬、伴钙化,界清。

镜下表现　a,多为孤立的圆形或椭圆形肿物,界限清晰,有包膜,薄厚不一;b,肿瘤实质主要由腺上皮和变异的肌上皮(梭形细胞样、浆细胞样、鳞状上皮样、透明细胞样)排列成腺管状、实性条索状、片状或网状结构;c,伴玻璃样变纤维化及黏液软骨样基质成分;d,富于肌上皮细胞(梭形细胞样);e,富于肌上皮细胞(透明细胞样,注:冰冻观察透明胞质有局限性);f~g,石蜡切片显示肿瘤排列成腺管状、实性条索状、片状结构;h,肿瘤实质主要为腺上皮和肌上皮成分。

诊断依据　多形性腺瘤多为孤立的圆形或椭圆形肿物,常常有厚薄不一的包膜,界限清晰,瘤细胞可突入包膜内,可呈多结节状。肿瘤组织结构具有多形性,呈实性及腺管状、伴黏液软骨样基质成分。肿瘤实质主要由腺上皮和变异的肌上皮(梭形细胞样、浆细胞样、鳞状上皮样、透明细胞样)构成。

鉴别诊断　需与癌在多形性腺瘤中及基底细胞腺瘤相鉴别。前者是在多形性腺瘤的基础上发生恶变,可以局限在多形性腺瘤中,也可以伴有外侵。基底细胞腺瘤的形态单一,缺少黏液样软骨基质、鳞状分化区域等。

病例 17 腮腺 Warthin 瘤

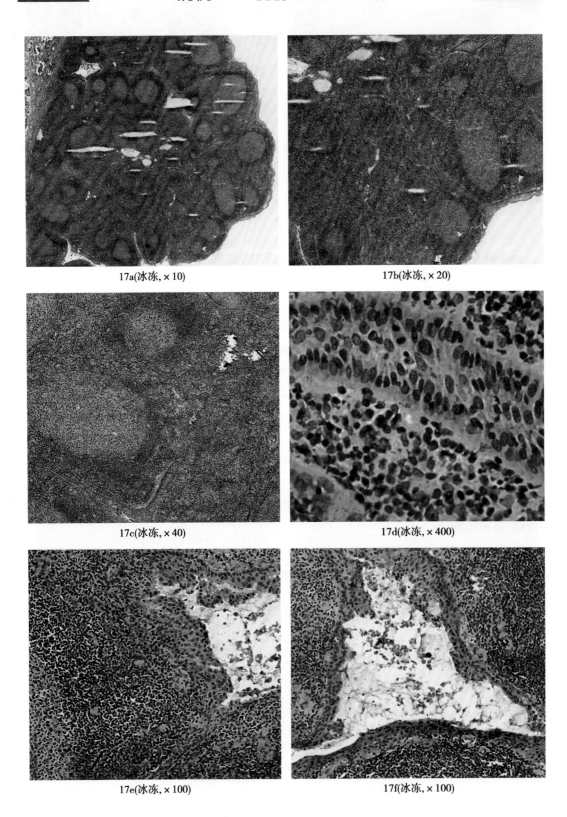

17a(冰冻,×10)

17b(冰冻,×20)

17c(冰冻,×40)

17d(冰冻,×400)

17e(冰冻,×100)

17f(冰冻,×100)

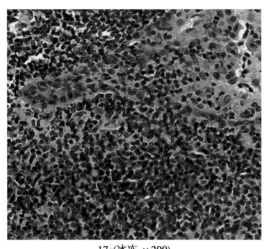 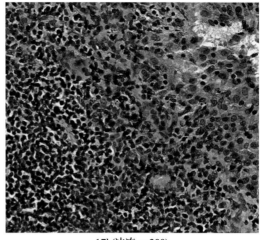

17g(冰冻,×200)　　　　　　　　17h(冰冻,×200)

基本资料　男性,72 岁,发现腮腺肿物 2 个月;超声提示腮腺实性结节,考虑腺淋巴瘤。

大体检查　不整形组织,大小 5.0cm×3.0cm×1.5cm,剖面见一肿物,大小 3cm×2cm×2cm,切面灰黄质软,界尚清。

镜下表现　a,肿瘤与腮腺组织界清,有纤维包膜,囊实性;b~c,由上皮成分和密集的淋巴间质组成,伴淋巴滤泡结构;d,双层上皮的腔面侧排列呈高柱状、胞质含有嗜伊红颗粒的大嗜酸细胞,胞核椭圆形、深染,外层为扁平或立方状基底细胞;e~f,形成囊性结构,囊内粉染无结构物;g,特征性的双层上皮形成管状、乳头状突起及囊性结构;h,上皮伴有鳞状上皮化生。

诊断依据　Warthin 瘤,又称腺淋巴瘤、乳头状囊腺瘤;肿瘤由上皮成分和密集的淋巴样间质组成囊性或实性结构,可形成大小不一的囊腔,淋巴间质表面被覆假复层排列的柱状细胞和立方细胞,其中柱状细胞靠近腔面,排列整齐,立方细胞靠近基底。柱状细胞和立方细胞的胞质均为嗜酸性,可见细小的颗粒。上皮细胞常形成乳头,突入囊腔;间质为淋巴样组织,可多可少,并可形成淋巴滤泡。上皮细胞可伴有鳞状上皮化生及黏液上皮化生。

鉴别诊断　Warthin 瘤明显囊性变时需要与鳃裂囊肿鉴别,鉴别要点为部位和 Warthin 瘤的双层上皮。Warthin 瘤伴有鳞化和黏液上皮化生时需要与 Warthin 瘤样黏液表皮样癌鉴别,鉴别要点是石蜡切片进行 FISH 检测有无 *MAML2* 易位。

病例18　涎腺基底细胞腺瘤

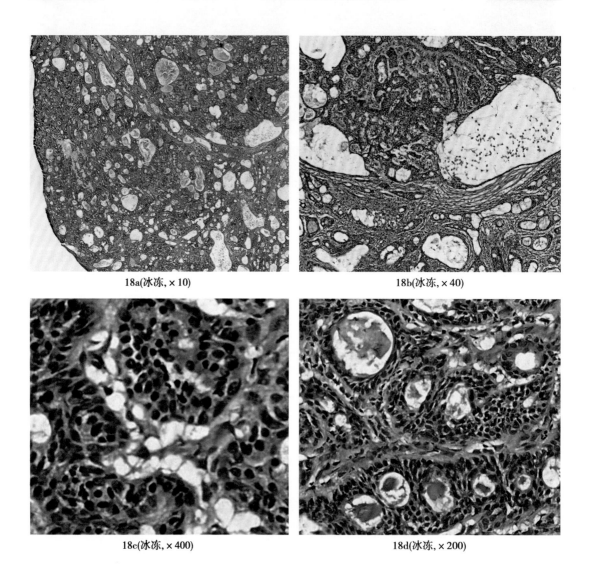

18a(冰冻,×10)

18b(冰冻,×40)

18c(冰冻,×400)

18d(冰冻,×200)

基本资料　男性,62 岁,发现右耳下肿物 5 年,超声检查提示右侧腮腺区略高密度结节,大小约 2.4cm×1.7cm,边界较清晰,密度较均匀。

大体检查　灰红灰黄结节 1 个,包膜完整,光滑,大小 3.0cm×2.1cm×2.0cm,切面见一囊腔,直径 1.0cm,内含褐色液;其周围组织呈灰红、实性、均质,质中偏韧。

镜下表现　a~b,肿瘤界限清晰,由形态一致的基底细胞样细胞排列成腺管状、梁状、筛状及实性结构,局部囊性变;c,肿瘤细胞巢呈腺管状结构;d,肿瘤巢外层细胞常呈栅栏状排列,巢周包绕粉染的基底膜样物质,与肿瘤间质分界清晰。

诊断依据　肿瘤界限清晰,肿瘤巢由基底细胞样细胞构成,排列成腺管状、梁状、筛状及实性结构。肿瘤巢外层细胞常呈栅栏状排列,可见基底膜样物质。

鉴别诊断　需与腺样囊性癌和多形性腺瘤相鉴别。与腺样囊性癌的鉴别需要观察肿瘤边界是否清楚,有无间质浸润或神经侵犯。与多形性腺瘤鉴别要点是基底细胞腺瘤的形态更单一,缺少黏液软骨样基质和鳞化等多形性上皮细胞。

病例 19 甲状旁腺腺瘤

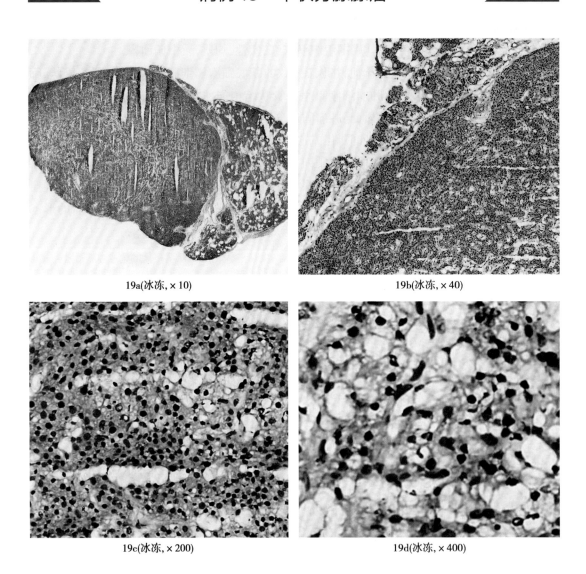

19a(冰冻, × 10)

19b(冰冻, × 40)

19c(冰冻, × 200)

19d(冰冻, × 400)

基本资料　女性,63 岁,发现颈部肿物 5 个月余;超声发现甲状旁腺增生,考虑良性的可能性大。

大体检查　灰白结节 1 枚,直径 0.5cm,质软。

镜下表现　a,肿瘤呈椭圆形,外被纤细的纤维组织包膜;b,肿瘤富于细胞,周围可见被挤压的正常甲状旁腺组织;c~d,以主细胞为主,细胞圆形或多边形,较正常主细胞稍大,胞质嗜酸,胞核居中、深染,核仁不明显。

诊断依据　肿瘤细胞排列成巢状结构,也可形成腺泡或假腺样结构。间质血管丰富。多数腺瘤由增大的主细胞构成。细胞核大深染,核异型性较明显,核分裂象罕见。胞浆略嗜酸,偶尔呈颗粒状或空泡状。肿瘤细胞中常有散在和成簇的嗜酸性细胞和/或过度型嗜酸性细胞。肿瘤结节内少见脂肪组织。

鉴别诊断　需与甲状腺腺瘤相鉴别。鉴别要点:甲状旁腺腺瘤的细胞形态更一致,细胞核小,胞质丰富透明;甲状腺腺瘤可见滤泡结构及滤泡内胶质。免疫组织化学 TTF-1、TG、PTH 等有助于鉴别。

病例20 肌上皮瘤

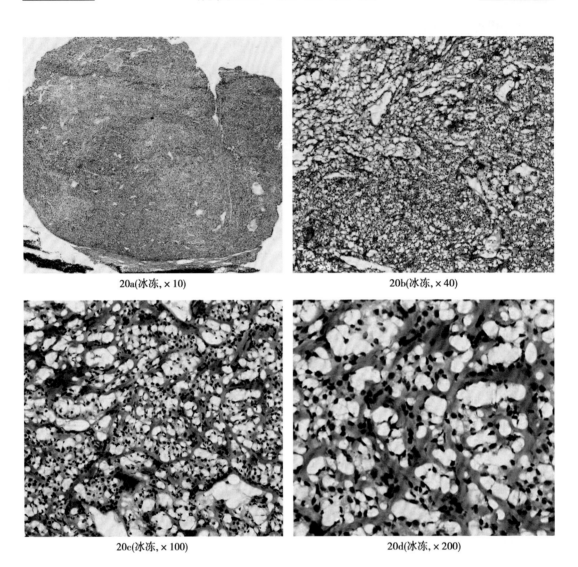

20a(冰冻,×10)

20b(冰冻,×40)

20c(冰冻,×100)

20d(冰冻,×200)

基本资料 女性,49岁,发现腮腺肿物;超声提示回声不均,实性结节。

大体检查 灰白结节组织,大小4.0cm×2.5cm×2.0cm,切面实性,界欠清。

镜下表现 a,肿瘤呈结节状,界清,局部可见纤维包膜;b,肿瘤排列呈片状、岛状或条索状结构,可见纤维间隔;c,由具有透明胞质的肌上皮细胞构成;d,肿瘤细胞胞质透明。

诊断依据 肿瘤常见纤维胞膜,肌上皮分化包括梭形、上皮样、胞浆透明或浆细胞样等形态特征,排列呈片状、岛状或条索状结构,肿瘤间质为黏液样或胶原样间质。

鉴别诊断 需与多形性腺瘤相鉴别。鉴别要点:多形性腺瘤的结构和形态多样。

病例 21 桥本甲状腺炎

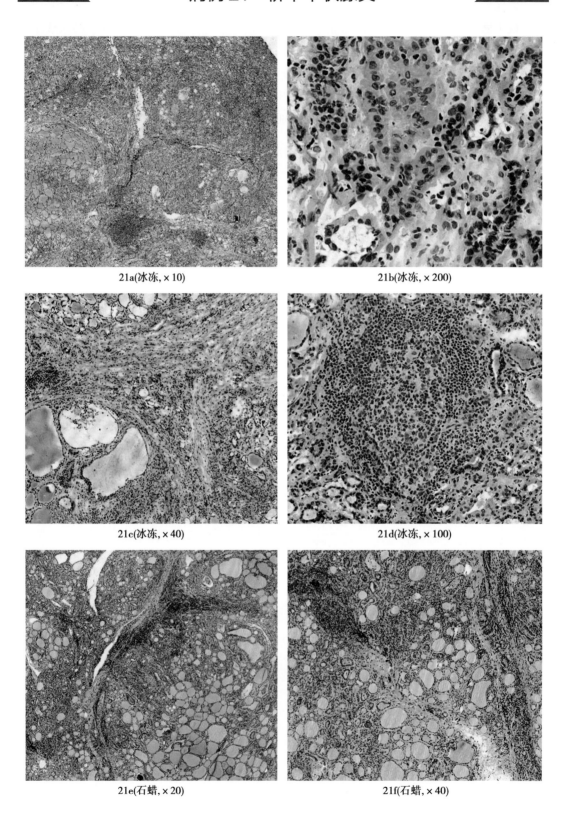

21a(冰冻, × 10)

21b(冰冻, × 200)

21c(冰冻, × 40)

21d(冰冻, × 100)

21e(石蜡, × 20)

21f(石蜡, × 40)

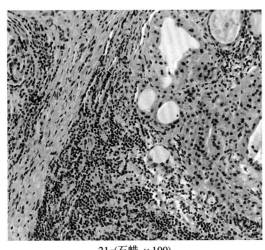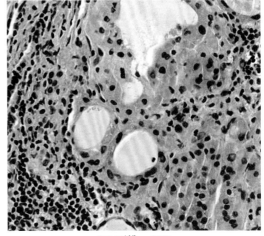

21g(石蜡,×100)　　　　　　　　　　　21h(石蜡,×200)

基本资料　女性,53岁,发现甲状腺肿物8周;超声提示甲状腺弥漫性肿大,边界欠清。

大体检查　不整形甲状腺组织一块,大小4.0cm×2.3cm×1.8cm,多切面切开,见多个结节,小者直径0.3cm,大者大小1.5cm×1.0cm×1.1cm,切面略灰白、质细,紧邻甲状腺被膜。

镜下表现　a,甲状腺组织内大量淋巴细胞、浆细胞浸润,滤泡结构显示不清;b,嗜酸细胞的细胞核可明显增大、深染,核仁明显,胞质丰富、嗜酸;c,间质可见纤维组织增生,玻璃样变性,将滤泡结构冲散;d,可见淋巴滤泡形成;e,大量淋巴细胞浸润及聚集,甲状腺滤泡结构可见,部分萎缩;f,大量淋巴细胞、浆细胞浸润,甲状腺滤泡部分萎缩及上皮增生;g、h,增生的滤泡上皮嗜酸性变。

诊断依据　甲状腺组织内弥漫性淋巴细胞、浆细胞浸润,形成伴有生发中心的淋巴滤泡结构。甲状腺滤泡上皮含有丰富的嗜酸性颗粒状胞浆,核增大,可见核异型性,但无明确核分裂或核不规则性特征。

鉴别诊断　需与甲状腺癌相鉴别。鉴别要点:桥本甲状腺炎为弥漫性病变,滤泡上皮增生明显,但不同于甲状腺癌,缺乏癌的核异型性、核膜的不规则性及高的核质比。

病例 22　结节性甲状腺肿

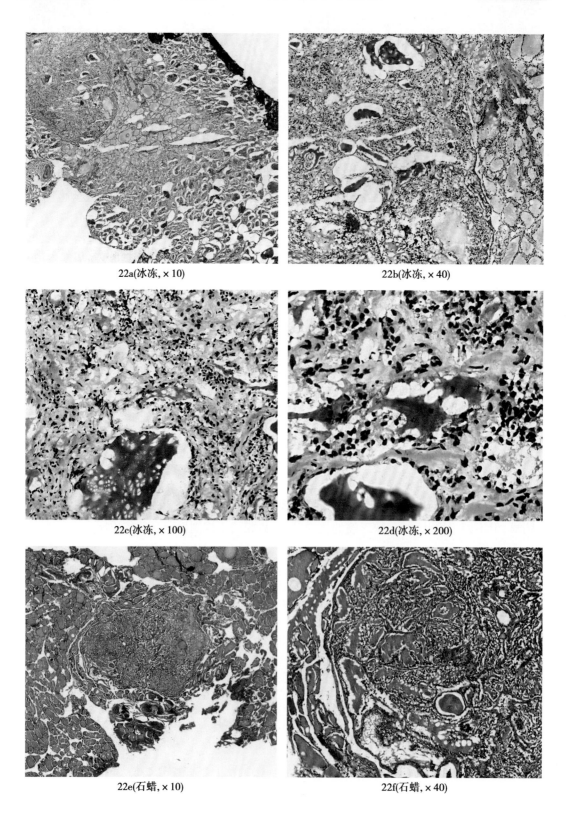

22a(冰冻,×10)

22b(冰冻,×40)

22c(冰冻,×100)

22d(冰冻,×200)

22e(石蜡,×10)

22f(石蜡,×40)

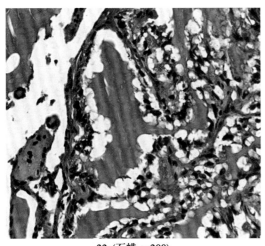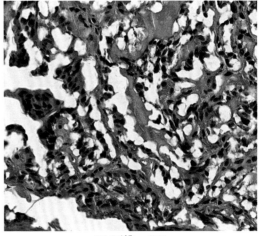

22g(石蜡,×200)　　　　　　　　　　　22h(石蜡,×200)

基本资料　男性,44 岁,发现甲状腺肿物 4 年;超声提示甲状腺左叶实性结节,倾向良性。

大体检查　灰红甲状腺组织,大小 1.2cm×0.5cm×0.3cm,其上见一灰粉结节,大小 0.6cm×0.5cm×0.3cm,质软。

镜下表现　a,甲状腺组织局部呈结节状;b,结节状区间质纤维化及淋巴细胞浸润;c,滤泡上皮增生及扩张残存的滤泡结构;d,滤泡上皮增生;e,甲状腺滤泡结构大小不一,局部结节状;f,结节状区无明显间质纤维化及淋巴细胞浸润;g、h,滤泡上皮增生,未见真乳头结构。

诊断依据　结节性甲状腺肿呈多结节状,一些结节可包有厚的纤维结缔组织包膜,大体上似滤泡性肿瘤,结节内滤泡大小不等,含不等量的胶质,滤泡上皮扁平、立方、柱状或萎缩,可有滤泡上皮嗜酸性变。常伴囊性变及出血。

鉴别诊断　需与甲状腺微小乳头状癌相鉴别。鉴别要点为乳头状癌的乳头结构具有纤维血管轴心,肿瘤上皮核具有核增大、核重叠、核拉长、核沟、核内包涵体、染色质边缘浓聚、核淡染等乳头状核特征。

病例 23 结节性甲状腺肿

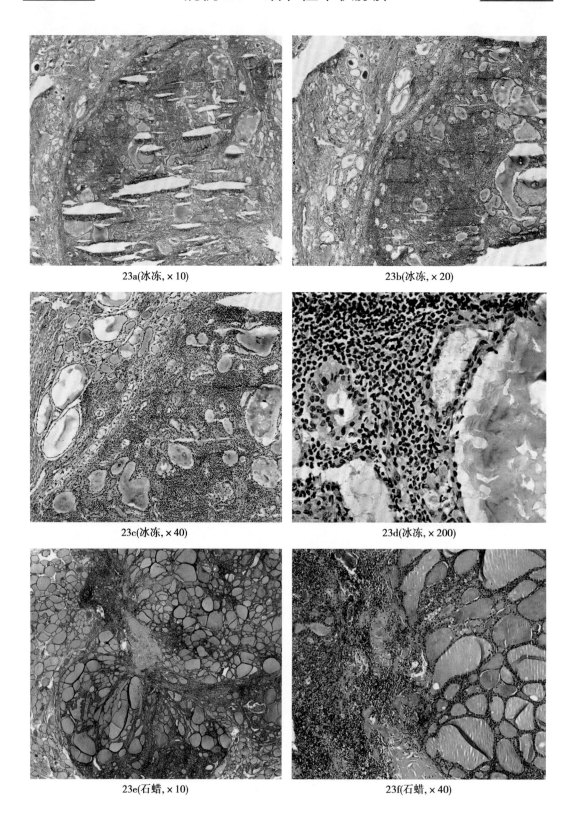

23a(冰冻,×10)

23b(冰冻,×20)

23c(冰冻,×40)

23d(冰冻,×200)

23e(石蜡,×10)

23f(石蜡,×40)

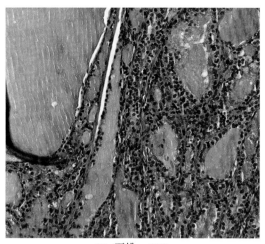
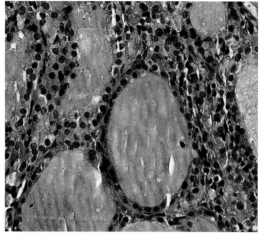

23g(石蜡,×100)   23h(石蜡,×200)

基本资料 女性,39岁,发现甲状腺结节2周;超声提示甲状腺多发结节,大者0.6cm×0.4cm。

大体检查 甲状腺腺叶,大小5.0cm×3.0cm×1.2cm,切面见一灰黄结节,大小1.0cm×0.8cm×0.6cm,距被膜0.1cm,界尚清,质软。

镜下表现 a,甲状腺滤泡大小不等,含不等量的胶质,可见腺瘤样增生结节;b,结节界清,含大量淋巴组织;c,结节内滤泡大小不等;d,小滤泡上皮嗜酸性变;e,腺瘤样增生结节,界清;f,可见淋巴滤泡结构;g、h,腺瘤样增生结节,滤泡上皮增生,嗜酸性变。

诊断依据 详见病例22的诊断依据。

鉴别诊断 桥本甲状腺炎,可与结节性甲状腺肿合并存在。

病例 24　结节性甲状腺肿

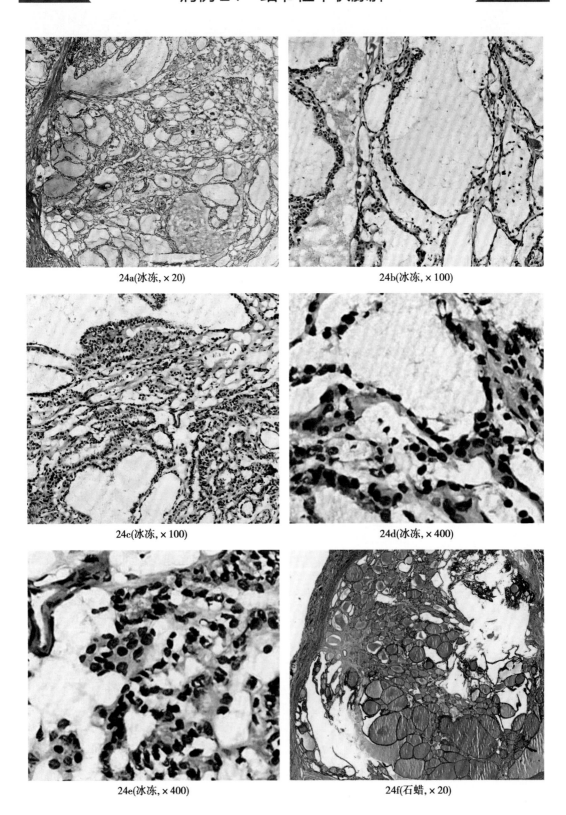

24a(冰冻,×20)

24b(冰冻,×100)

24c(冰冻,×100)

24d(冰冻,×400)

24e(冰冻,×400)

24f(石蜡,×20)

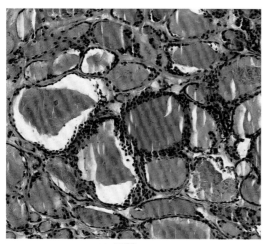 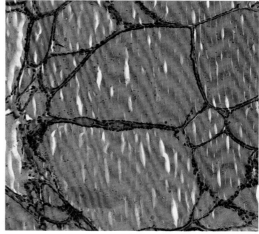

24g(石蜡,×100)　　　　　　　　　　　　24h(石蜡,×100)

基本资料　女性,33 岁,发现甲状腺肿物 2 个月;超声提示甲状腺左叶中上部囊实性结节。

大体检查　甲状腺腺叶及峡部,大小 5.5cm×3.0cm×2.0cm,多切面切开,切面见两灰红结节,直径 0.5~0.7cm,切面均质软、胶冻样,界尚清。

镜下表现　a,结节性甲状腺肿,伴腺瘤样增生及囊性变;b,滤泡大小不一;c、d,腺瘤样增生区部分细胞增大,核增大,无明显异型性,核未见明显重叠;e,冰冻制片于增生滤泡细胞形成核内假包涵体;f~h,结节性甲状腺肿,伴腺瘤样增生,滤泡大小不一。

诊断依据　详见病例 22 的诊断依据。

鉴别诊断　需与滤泡亚型的乳头状癌相鉴别。鉴别要点:本例形态特征为不规则伴有滤泡上皮增生的甲状腺病变,和分化良好的滤泡亚型乳头状癌有相似之处,不同在于后者的核异型更明显,间质纤维反应有助于鉴别。

病例 25 结节性甲状腺肿伴腺瘤样增生及滤泡上皮嗜酸性变

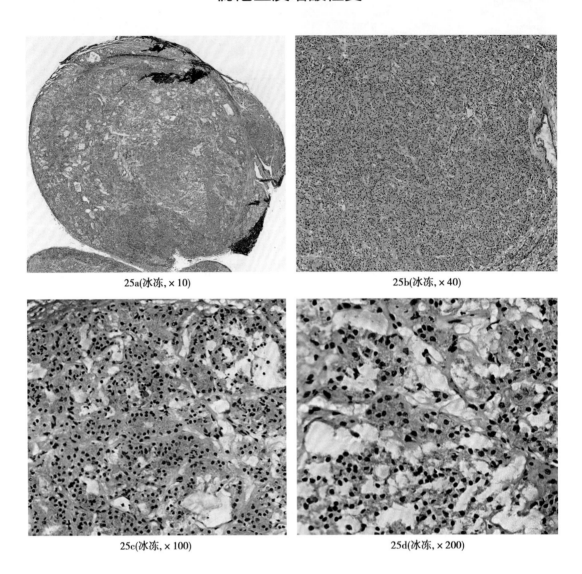

25a(冰冻,×10)

25b(冰冻,×40)

25c(冰冻,×100)

25d(冰冻,×200)

基本资料　男性,49 岁,发现甲状腺肿物 8 个月;超声提示甲状腺右叶回声弥漫性不均,可见低回声,界限欠清,大小 0.9cm×0.6cm。

大体检查　灰褐色不整形组织一块,大小 1.5cm×1.0cm×0.2cm,质软。

镜下表现　a,多结节状结构;b,腺瘤样增生,细胞密集;c,滤泡结构,上皮明显嗜酸性变;d,滤泡上皮嗜酸性变。

诊断依据　详见病例 22 的诊断依据。

鉴别诊断　需与甲状腺嗜酸细胞腺瘤或交界性甲状腺滤泡型肿瘤相鉴别。此两种肿瘤多为单结节性,交界性肿瘤根据诊断标准不同命名不同。

（鲁海珍　刘嘉琳　赵中原）

肺部肿瘤

一、外科关注点

1. 肿瘤性病变定性（良恶性鉴别、原发或转移鉴别等）
2. 恶性肿瘤的切缘（支气管切缘和/或肺切缘）
3. 术中淋巴结取样

二、大体标本检查要点

1. 处理标本前先仔细阅读临床送检申请单，明确术中冰冻诊断需求。
2. 辨认胸膜并注意胸膜异常（包括粘连、褶皱、播散结节等）。

3. 仔细触摸标本确认病变,尤其是磨玻璃结节,有时需核对影像学位置及病灶尺寸。

4. 记录所有肿物的大小和位置。

5. 记录肿瘤与切缘的距离。

三、最常见的诊断

1. 肿瘤性病变

- 腺癌(需注明非附壁样/浸润性腺癌、附壁型腺癌、原位腺癌和微小浸润性腺癌、非典型腺瘤样增生等,浸润性腺癌具体亚型一般不需要列出)
- 鳞状细胞癌
- 小细胞癌
- 非小细胞癌
- 转移癌/肉瘤
- 类癌/不典型类癌
- 错构瘤
- 淋巴造血系统肿瘤
- 细支气管腺瘤

2. 非肿瘤性病变

- 肉芽肿
- 脓肿
- 机化性肺炎
- 肺内淋巴结或炭末结节

四、常见鉴别诊断难点

1. 鉴别非肿瘤性炎性改变和附壁型生长的肿瘤(包括附壁型腺癌、原位腺癌和微小浸润性腺癌等)。

2. 鉴别转移癌与原发肺癌,注意肿瘤病史。

3. 鉴别坏死性肉芽肿与恶性肿瘤的坏死。

4. 准确识别细支气管腺瘤、细支气管周围化生等良性疾病。

病例1 肺原位腺癌

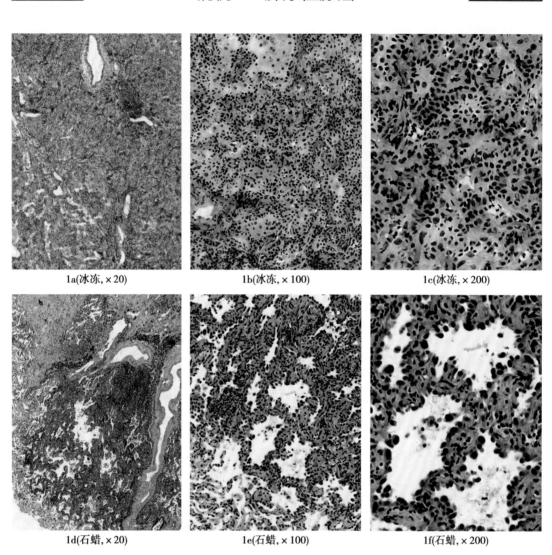

1a(冰冻,×20)   1b(冰冻,×100)   1c(冰冻,×200)

1d(石蜡,×20)   1e(石蜡,×100)   1f(石蜡,×200)

基本资料　女性,60 岁,常规体检。胸部 CT 显示右肺上叶前段磨玻璃样结节,1.1cm ×1.0cm。

大体检查　灰红组织一块,大小 0.7cm×0.4cm×0.3cm,质中。

镜下表现　病变界限较清楚,可见形态一致且温和的Ⅱ型肺泡细胞沿肺泡壁生长,肺泡间隔略增宽,但无间质反应,未见胸膜受侵,未见其他非附壁成分(a~f)。

诊断依据　早期肺癌的冰冻诊断尤其需要注意结合影像学资料和标本大体检查,着重关注冰冻送检病灶是否为完整的肿瘤切面。本例影像学检查提示为 1.1cm 磨玻璃样结节,冰冻送检却为 0.7cm,显然冰冻切面未能代表全部肿瘤特征。因此本病例根据镜下特征,冰冻诊断为"倾向原位腺癌,需待石蜡充分取材观察除外微小浸润可能"。

病例 2 肺原位腺癌

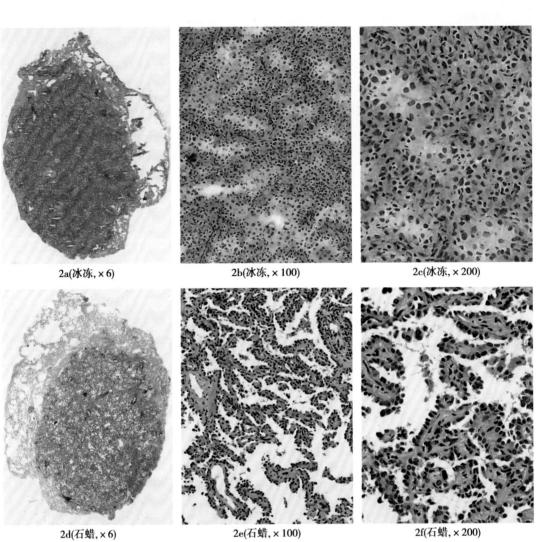

2a(冰冻,×6)

2b(冰冻,×100)

2c(冰冻,×200)

2d(石蜡,×6)

2e(石蜡,×100)

2f(石蜡,×200)

基本资料 女性,51 岁,因感冒、发热就诊。胸部 CT 显示右肺中、下叶结节,以下叶背段为大,约 2.0cm×1.5cm×1.0cm,边缘毛刺。

大体检查 灰红不整形组织一块,大小 0.8cm×0.5cm×0.3cm,局部质地稍韧,直径 0.4cm,全埋。

镜下表现 本例镜下呈典型的附壁型结构,病变背景清晰干净,肿瘤细胞形态均匀一致,基本上沿着原有的肺泡壁增生,肺泡间隔略显增宽,但没有显著纤维间质反应,也未见胸膜侵犯、坏死、脉管瘤栓和气腔播散特征(a~f)。

诊断依据 需注意低倍镜下,肿瘤偏于送检组织一侧,周围未见完整的正常肺组织包绕,再次结合影像学病灶最大径为 2.0cm,提示冰冻送检病变并非肿瘤完整切面。因此,冰冻诊断为"倾向原位腺癌,需待术后充分取材观察除外微小浸润可能"。

病例 3　肺原位腺癌

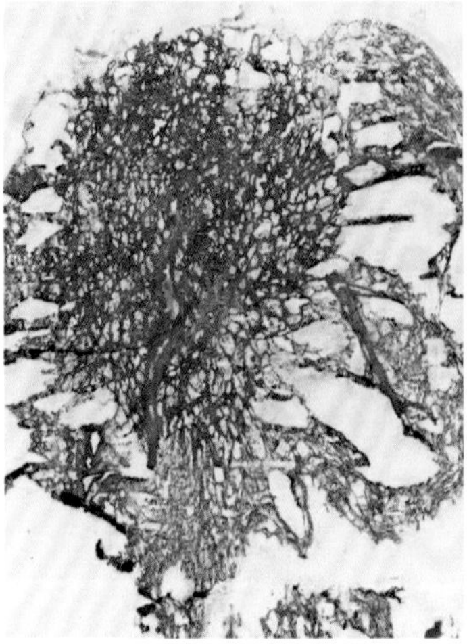

3a(冰冻, ×5)

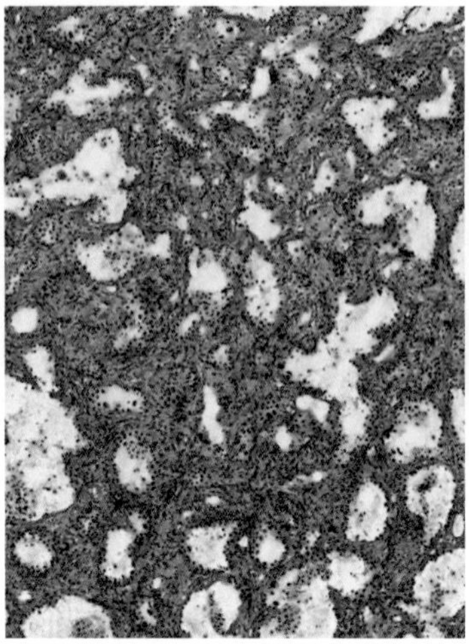

3b(冰冻, ×40)

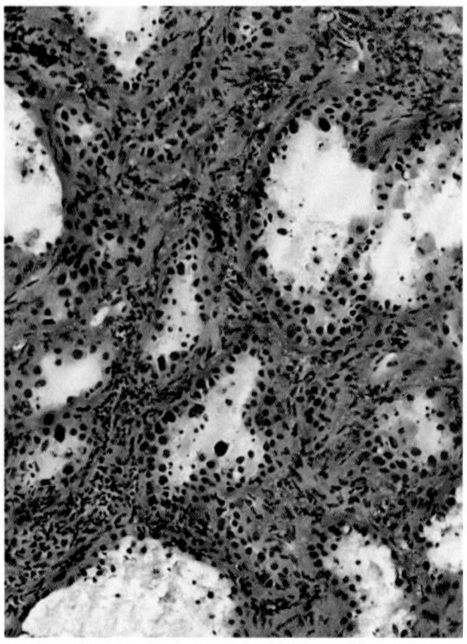

3c(冰冻, ×100)

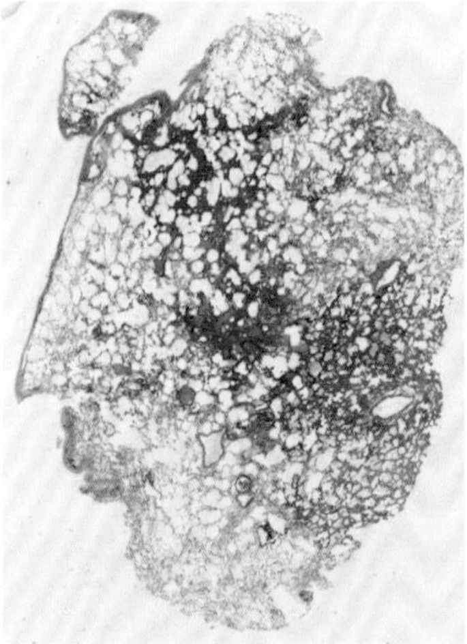

3d(石蜡, ×5)

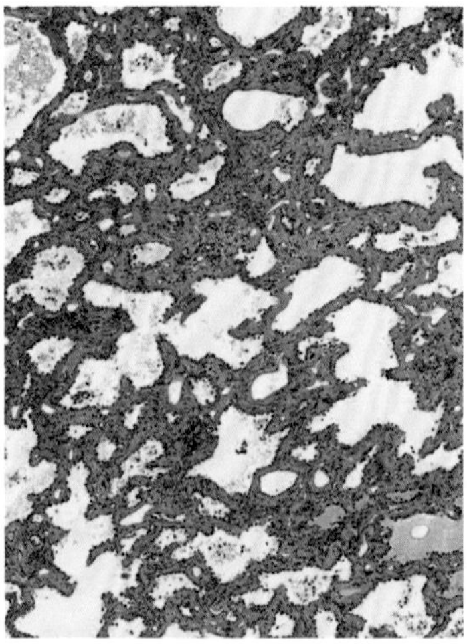

3e(石蜡, ×40)

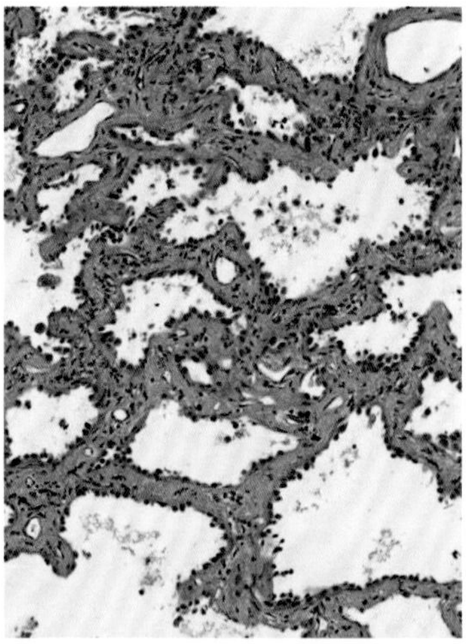

3f(石蜡, ×100)

基本资料　男性,46岁,常规体检。胸部CT显示左肺下叶后基底段磨玻璃结节影,约1.0cm×0.8cm。

大体检查　不整形肺组织一块,大小3.5cm×2.5cm×2.0cm,脏层胸膜光滑,切面见一肿物,大小0.9cm×0.7cm×0.3cm。切面呈细颗粒状,与周围分界不清,灰红、质软。

镜下表现　低倍镜下可清楚显示肿瘤界限较清楚,病变背景清晰干净(a、d);中倍镜下,细胞沿肺泡壁生长,肺泡间隔略增宽。肿瘤细胞与正常肺泡上皮细胞相比,核稍大,呈小立方状,沿肺泡壁生长,肺泡壁可增宽,但缺乏纤维间质反应,未见间质浸润证据(b、c、e、f)。

诊断依据　本例冰冻切片显示病变周围有正常肺组织,结合影像学及大体检查,提示病变全部行冰冻送检。因此,本例切片特征可直接诊断为"肺原位腺癌"。与石蜡切片相比,细胞会略显肿胀,似乎异型性更明显,冰冻诊断中仔细观察细胞核大小、核质比等,有助于避免诊断过度。

病例4　肺原位腺癌

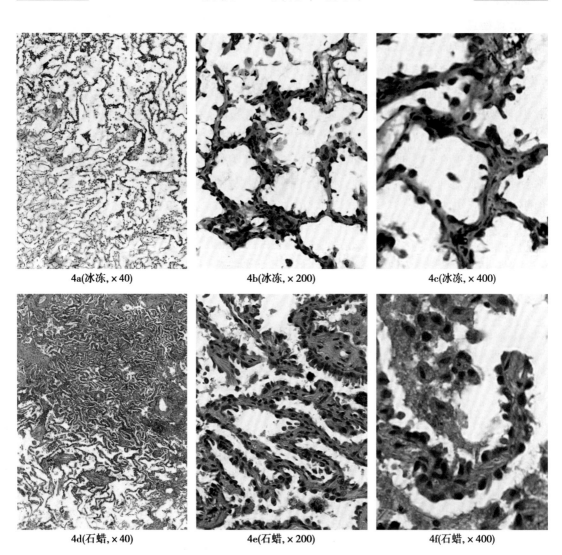

4a(冰冻,×40)　　　　4b(冰冻,×200)　　　　4c(冰冻,×400)

4d(石蜡,×40)　　　　4e(石蜡,×200)　　　　4f(石蜡,×400)

基本资料 男性,65 岁,常规体检。胸部 CT 显示左肺上叶磨玻璃密度结节,大小 1.6cm ×1.6cm。

大体检查 术中送检灰红肺组织一块,大小 2.5cm×2.0cm×0.5cm,其上可见一灰褐质 韧结节,大小 1.3cm×1.3cm×0.5cm。

镜下表现 孤立性病变,≤3cm,纯附壁样结构,无血管或胸膜受累,无坏死,无气腔播散 (a~f)。

诊断依据 肺原位腺癌诊断标准可概括为"孤立性病变,最大径不超过 3cm,纯附壁型 结构,无血管或胸膜受侵,无坏死,无气腔播散。"本例分图 c、e 显示小灶似乳头样结构,考虑 为局部肿瘤细胞增生活跃(旺炽)、肺泡壁断裂假象所致,注意不能认为是微小浸润癌。

病例5 肺微小浸润性腺癌

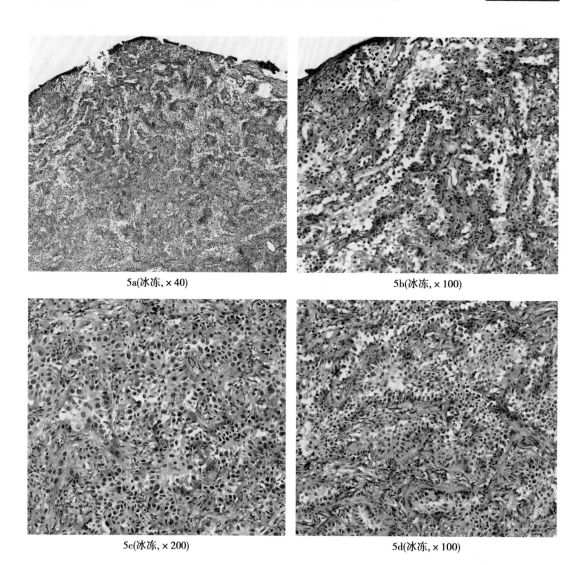

5a(冰冻, × 40)

5b(冰冻, × 100)

5c(冰冻, × 200)

5d(冰冻, × 100)

基本资料 女性,56岁,右乳腺癌术后。胸部 CT 显示右肺上叶胸膜下类结节,约1.0cm ×0.7cm,边缘类环形稍高密度,中央见透亮区。

大体检查 灰红肺组织一块,大小1.0cm×0.6cm×0.2cm,局灶灰白、质韧,大小0.6cm× 0.5cm×0.2cm,全埋。

镜下表现 病变局部细胞密度较高。中倍镜下显示以附壁样结构为主,局部呈腺泡结构,细胞异型明显,伴纤维间质增生(a~d)。

诊断依据 在冰冻切片上,微小浸润性腺癌只是一个临时诊断,只有全部取材制片,充分观察确认浸润灶不大于0.5cm情况下才能最终诊断。本例另一个特殊点在于"乳腺癌病史",冰冻中还需考虑鉴别转移癌,本例附壁型为主的形态是典型的肺原发癌特征,以此甄别转移癌。

病例 6　肺微小浸润性腺癌

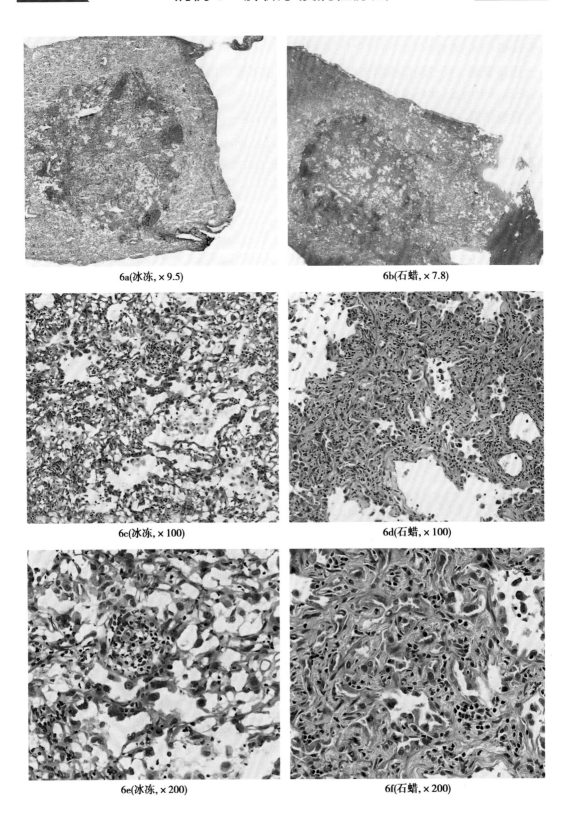

6a(冰冻, × 9.5)

6b(石蜡, × 7.8)

6c(冰冻, × 100)

6d(石蜡, × 100)

6e(冰冻, × 200)

6f(石蜡, × 200)

基本资料　女性,52 岁,常规查体。胸部 CT 显示右肺多发磨玻璃密度结节。

大体检查　灰红肺组织,大小 2.0cm×0.7cm×0.3cm,一侧为脏层胸膜,其上可见灰白灰褐质韧区,大小 0.5cm×0.4cm×0.2cm。

镜下表现　肿瘤与周围肺组织界限清楚(a、b),病灶密度不大,可见肺泡样结构保留,但"肺泡"间隔增宽(c、d);局灶肺泡间隔纤维化,伴淋巴细胞及浆细胞浸润;肺泡上皮呈"鞋钉"样突向肺泡腔,细胞异型性明显(e、f),局部区域可见腺泡样结构形成(f)。按照微小浸润性腺癌诊断标准,本例术中诊断"符合微小浸润性腺癌"。

诊断依据　本例送检标本附脏层胸膜,冰冻取材时,要特别注意观察胸膜是否光滑。如果胸膜受侵,原位腺癌或微小浸润性腺癌的诊断将不成立。

病例 7 肺浸润性腺癌

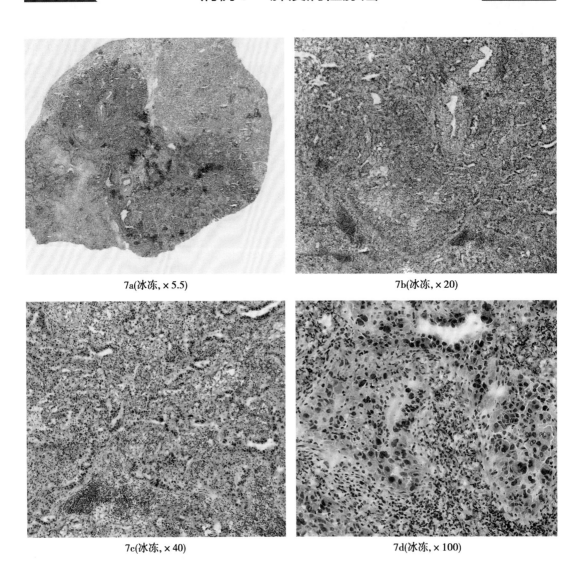

7a(冰冻,×5.5)

7b(冰冻,×20)

7c(冰冻,×40)

7d(冰冻,×100)

基本资料　女性,59 岁,常规查体。胸部 CT 显示右肺中叶见一结节影,大小约 1.9cm×1.8cm,增强呈不均匀轻度强化,形态不规则,呈分叶状,边缘可见毛刺及索条影,牵拉胸膜。

大体检查　灰白质韧组织一块,大小 1.2cm×0.8cm×0.3cm,紧邻脏层胸膜,周围附少许肺组织。

镜下表现　肿瘤与正常肺分界清楚,呈腺泡型结构,细胞有明显异型,可见碎屑状坏死,间质有较多淋巴细胞浸润(a~d)。

诊断依据　本例术后切片还需着重观察胸膜是否受侵,必要时还需弹力纤维染色辅助鉴别。

病例 8　肺浸润性腺癌

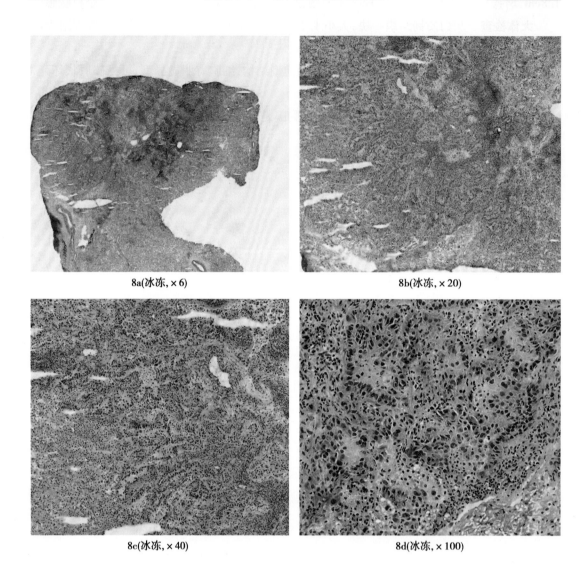

8a(冰冻,×6)

8b(冰冻,×20)

8c(冰冻,×40)

8d(冰冻,×100)

基本资料　男性,56 岁,常规查体。胸部 CT 显示左肺下叶实性结节影,大小约 0.8cm×0.6cm,边缘毛糙。

大体检查　灰红肺组织,大小 1.2cm×1.0cm×0.5cm,其上见一灰白结节,大小 0.8cm×0.5cm×0.3cm。

镜下表现　肿瘤细胞异型明显,呈腺泡样或乳头状排列,间质纤维组织增生,淋巴细胞浸润明显(a~d)。

诊断依据　肺浸润性腺癌主要表现为非附壁结构,如腺泡型、乳头型、实体型和微乳头型,少数表现为黏液腺癌或肠型腺癌等形态。往往多种形态混杂,仔细辨别组织结构并结合细胞异型特征,不难诊断。

病例9 肺浸润性腺癌

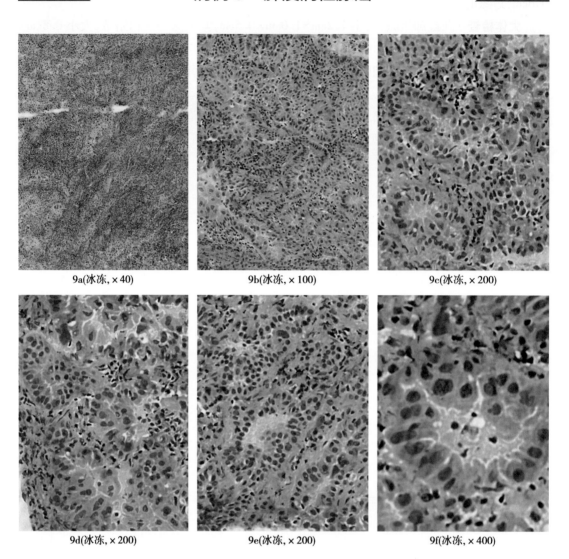

9a(冰冻, × 40)

9b(冰冻, × 100)

9c(冰冻, × 200)

9d(冰冻, × 200)

9e(冰冻, × 200)

9f(冰冻, × 400)

基本资料　男性,73 岁,常规查体。胸部显示左肺下叶基底段分叶状结节,密度稍高,大小约 1.9cm×1.7cm,边界模糊。

大体检查　楔形肺组织一块,大小 7.5cm×2.5cm×1.5cm。多切面切开,见一肿物,大小 1.5cm×1.1cm×0.7cm,似累及脏层胸膜,肿物切面灰白、质软。

镜下表现　非黏液性癌细胞异型性明显,组织形态多样,比如沿肺泡壁生长、腺泡样结构,纤维间质增生及淋巴细胞浸润等,部分腺泡腔内见核碎片(a~f)。

诊断依据　冰冻诊断为肺浸润性腺癌。冰冻送检楔形肺组织非常有利于充分观察病变大小、质地及与周围肺的关系。冰冻取材时要垂直胸膜切开病灶,并且尽量切取肿瘤最大面制片观察。

病例 10　肺分化差的癌

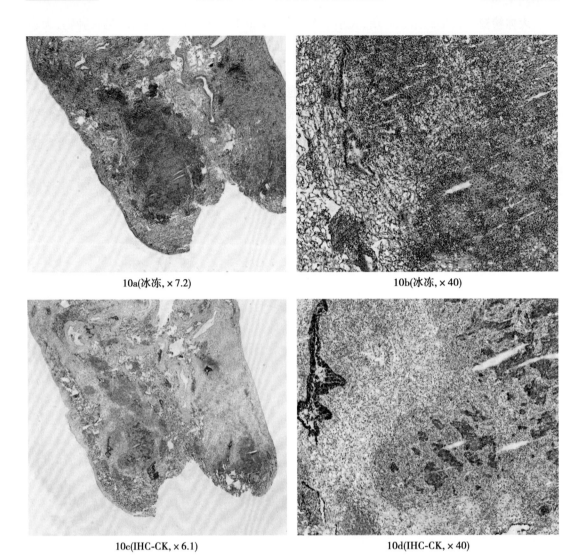

10a(冰冻, ×7.2)

10b(冰冻, ×40)

10c(IHC-CK, ×6.1)

10d(IHC-CK, ×40)

基本资料 女性,54 岁。胸部 CT 显示右肺上叶可见一不规则结节,大小约 0.9cm×0.8cm,边界欠清,周围可见条索影,牵拉胸膜。

大体检查 灰白灰红肺组织,大小 1.7cm×1.0cm×0.6cm,局灶见一灰白质韧结节,大小0.7cm×0.5cm×0.3cm。

镜下表现 低倍镜下显示病变与周围肺组织分界清楚,病灶内有丰富的淋巴细胞浸润(a);中倍镜下显示淋巴细胞背景上可见淡染区域,细胞实性片状排列,胞质丰富、粉染(b)。

诊断依据 冰冻免疫组织化学染色显示目标细胞表达细胞角蛋白(CK)(c、d),诊断为分化差的癌。

病例 11　高级别胎儿型肺腺癌

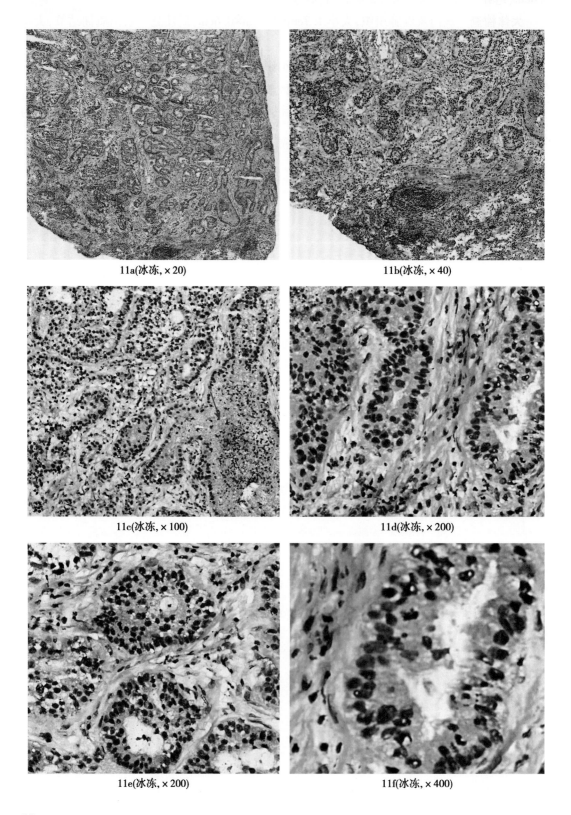

11a(冰冻,×20)

11b(冰冻,×40)

11c(冰冻,×100)

11d(冰冻,×200)

11e(冰冻,×200)

11f(冰冻,×400)

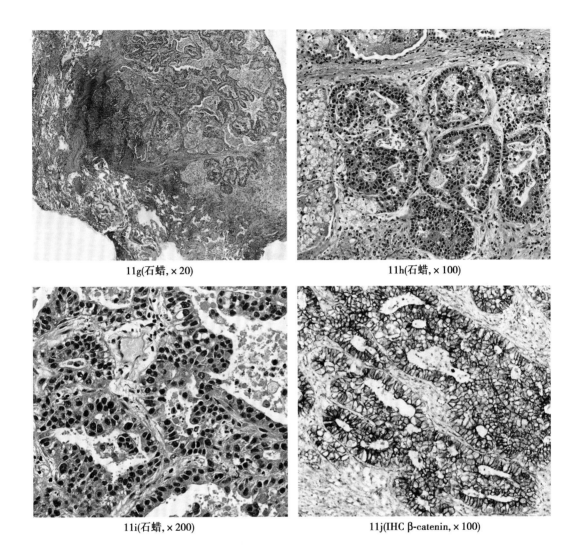

11g(石蜡,×20)　　　　　　　　　　　11h(石蜡,×100)

11i(石蜡,×200)　　　　　　　　11j(IHC β-catenin,×100)

　　基本资料　男,64岁,常规体检。胸部 CT 显示右肺上叶后段实性结节,大小约 1.8cm×1.4cm,边缘可见毛刺及浅分叶,牵拉胸膜。

　　大体检查　术中送检灰白质韧组织一块,大小 1.0cm×0.4cm×0.4cm,周围附少许肺组织。

　　镜下表现　肿瘤细胞类似于胎儿肺气道上皮假腺样期,表现为复杂腺体、乳头管状或筛状结构。癌细胞呈假复层柱状细胞形态,细胞浆透明至轻度嗜酸,伴核下空泡形成(a~i)。

　　诊断依据　本例诊断为高级别胎儿型肺腺癌,依据镜下组织学特征、高级别核及坏死(c 箭头所示)。免疫组化 β-catenin 呈典型的细胞膜阳性特征(j)。

　　鉴别诊断　1)低级别胎儿型肺腺癌,细胞核异型性轻微,可有桑葚体形成,坏死缺乏或呈小灶状,免疫组化 β-catenin 呈细胞核/细胞浆阳性。高/低级别胎儿型肺腺癌鉴别非常重要,因为二者预后不同。

　　2)肺母细胞瘤,呈典型的双向分化特征,上皮成分一般为低级别胎儿型腺癌形态。

　　3)伴高级别胎儿型腺癌成分的癌肉瘤,此类肿瘤胎儿型腺癌占比<50%。

　　4)转移性子宫内膜样癌,临床肿瘤病史及影像学特征有助鉴别。

病例12 肺典型类癌

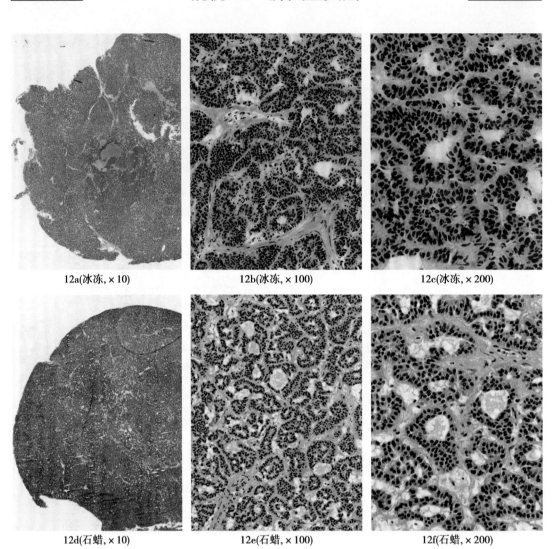

12a(冰冻,×10)

12b(冰冻,×100)

12c(冰冻,×200)

12d(石蜡,×10)

12e(石蜡,×100)

12f(石蜡,×200)

基本资料　男性,45 岁,常规体检。胸部 CT 显示左上叶后段椭圆形肿物,约 2.4cm×2.0cm×2.0cm,支气管源性肿瘤可能性大,形态倾向良性或低度恶性。

大体检查　灰白灰红不整形组织一块,大小 2cm×2cm×1cm,质软细腻。

镜下表现　瘤细胞排列成器官样、小梁状、梁状、假腺样或菊形团样,间质为富于血管的纤维组织(a、d);癌细胞巢状、假腺样排列,癌细胞大小一致,细胞核通常比较规则(b、e);癌细胞大小一致,细胞核小,圆形或卵圆形,染色质细腻分布均匀,核仁不明显,可有轻度的非典型或多形性,核分裂象少见(c、f)。

诊断依据　冰冻诊断为低级别神经内分泌肿瘤。按照 2021 年第五版世界卫生组织(WHO)诊断标准,类癌属于神经内分泌瘤,G_1。最终石蜡诊断还需要免疫组织化学内分泌标志物(如 Syn、ChrA、CD56 及 Ki-67 等)辅助诊断。

病例 13 肺典型类癌

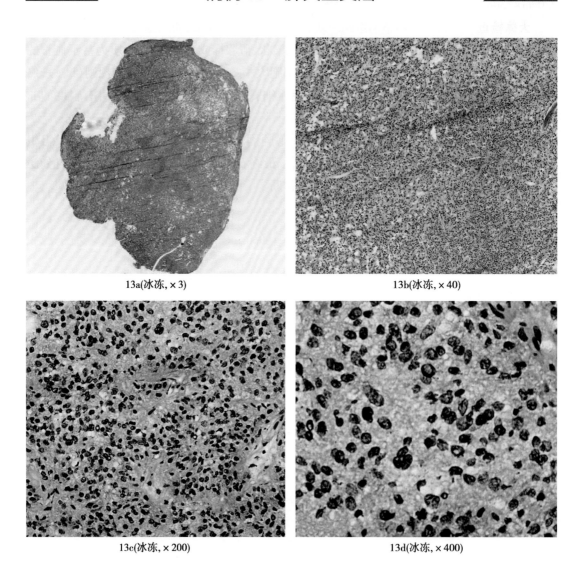

13a(冰冻, ×3)

13b(冰冻, ×40)

13c(冰冻, ×200)

13d(冰冻, ×400)

基本资料　男性,48 岁。胸部 CT 显示右肺上叶前段类卵圆形肿物,最大截面约 2.5cm ×1.9cm,边界清晰,压迫右肺上叶前段支气管。

大体检查　术中送检部分结节样组织,大小 1.8cm×1.8cm×0.7cm,切面灰白灰黄质韧。

镜下表现　大小一致的癌细胞排列成器官样、小梁状、梁状或假腺样结构;癌细胞假腺样排列,细胞与细胞之间黏附性差,癌细胞大小一致,细胞核比较规则;癌细胞核小,圆形或卵圆形,染色质细腻分布均匀(部分呈椒盐样),核仁不明显,可有轻度的非典型或多形性,核分裂象少见(a~d)。

诊断依据　界限清楚,分化好,呈器官样、菊形团样排列。核分裂象<2 个/2mm^2,缺乏坏死。

鉴别诊断　①不典型类癌(核分裂象 2~10 个/2mm^2,伴灶状坏死)。②腺癌(缺乏器官样结构,细胞异型性明显,坏死多见)。免疫组织化学神经内分泌标志物(Syn、ChrA、CD56、INSM1 及 Ki-67 等)的表达有助鉴别。

病例14　肺典型类癌

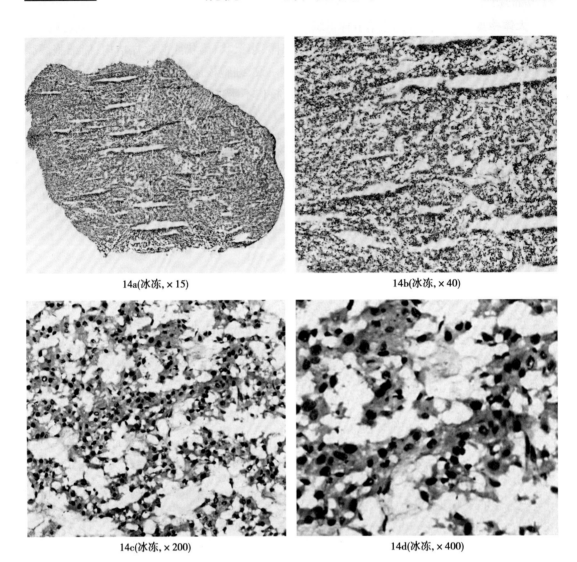

14a(冰冻,×15)

14b(冰冻,×40)

14c(冰冻,×200)

14d(冰冻,×400)

基本资料　男性,60 岁。胸部 CT 显示左肺下叶前内基底段肿物,大小约 3.5cm× 2.4cm,边界清晰,邻近支气管局部管壁增厚、管腔变窄,局部紧邻斜裂胸膜。

大体检查　术中送检灰红组织一片,大小 0.8cm×0.8cm×0.2cm。

镜下表现　肿瘤排列成实性片状,胞质较丰富,核圆形或卵圆形,位于中央,染色质细而分布均匀,核仁不明显,缺乏坏死及核分裂象。

诊断依据　肺类癌属于神经内分泌瘤,G_1,界限清楚,细胞异型性不显著,核分裂象<2 个/$2mm^2$,缺乏坏死,Ki-67 一般低于 5%。

病例15 肺大细胞癌

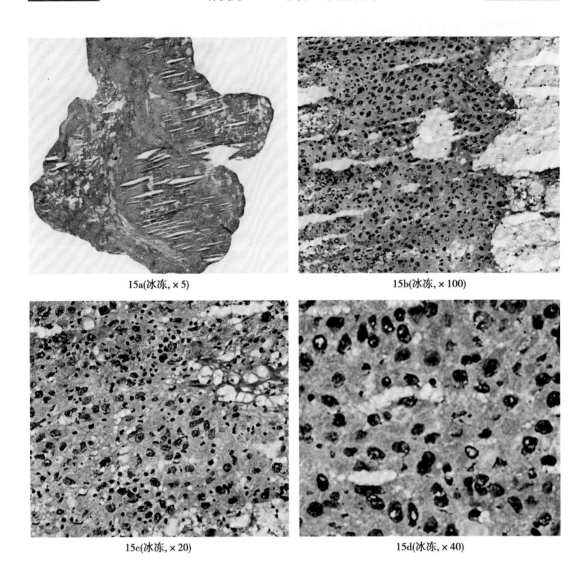

15a(冰冻, ×5)

15b(冰冻, ×100)

15c(冰冻, ×20)

15d(冰冻, ×40)

基本资料　男性,71 岁。胸部 CT 显示右肺上叶后段胸膜下分叶状肿物,大小约 4.1cm×3.0cm,边界欠清,密度欠均,局部胸膜增厚。

大体检查　术中送检灰黄灰红质软组织一块,大小 1.3cm×1.0cm×0.5cm。

镜下表现　a,癌细胞大,呈实性片块;b~f,癌细胞较大,呈多角形,静止期淋巴细胞多大于 3 个,核质比降低,胞质呈嗜酸性颗粒状;核多具备多形性,染色质细或呈泡状,核仁常见。

诊断依据　肺大细胞癌是排除性诊断,主要指非鳞非腺非神经内分泌癌,同时还需排除转移癌。在冰冻诊断层面上,最重要的是要考虑到转移性癌。因为原发肺癌和转移性癌手术方式不同;实体型腺癌、非角化型鳞状细胞癌或大细胞神经内分泌癌等无须在冰冻层面分清楚,可笼统归类诊断为"非小细胞肺癌,具体类型待石蜡诊断"(a~d)。

鉴别诊断　转移性癌、实体型腺癌、非角化型鳞状细胞癌、大细胞神经内分泌癌。

病例 16　肺小细胞癌

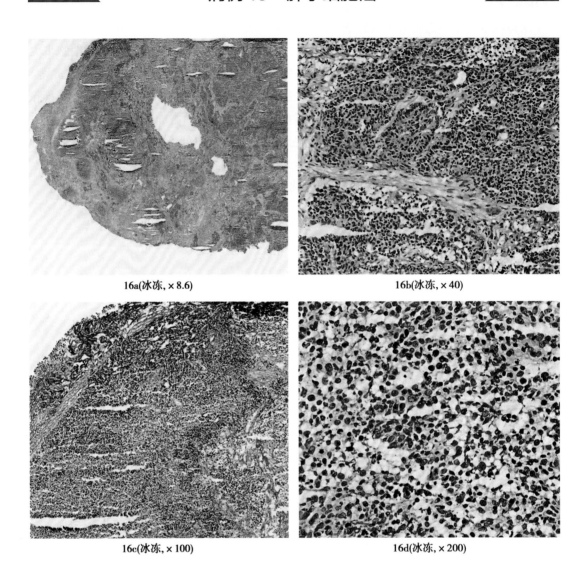

16a(冰冻, × 8.6)

16b(冰冻, × 40)

16c(冰冻, × 100)

16d(冰冻, × 200)

基本资料　男性,71岁,常规查体。胸部CT显示右肺上叶肿物,大小约3.0cm×2.4cm,呈浅分叶状,边缘毛糙,可见多发毛刺,贴邻斜裂胸膜,牵拉肋胸膜,增强扫描呈不均匀中等强化。

大体检查　灰白质韧组织,大小1.2cm×0.6cm×0.3cm。

镜下表现　送检组织几乎全部为肿瘤组织,仅在周边见少许肺组织。肿瘤细胞较小,核深染,胞质稀少,核分裂象易见;可见菊形团样结构,伴多灶坏死(a~d)。

鉴别诊断　小细胞肺癌中央型多见,本例肿瘤位于胸膜下,需要注意鉴别转移性小细胞癌。由于全身小细胞癌形态及免疫表型特征相似,临床病史及影像学特征将是重要鉴别依据。

病例17 黏膜相关淋巴组织结外边缘区
B细胞淋巴瘤（MALT淋巴瘤）

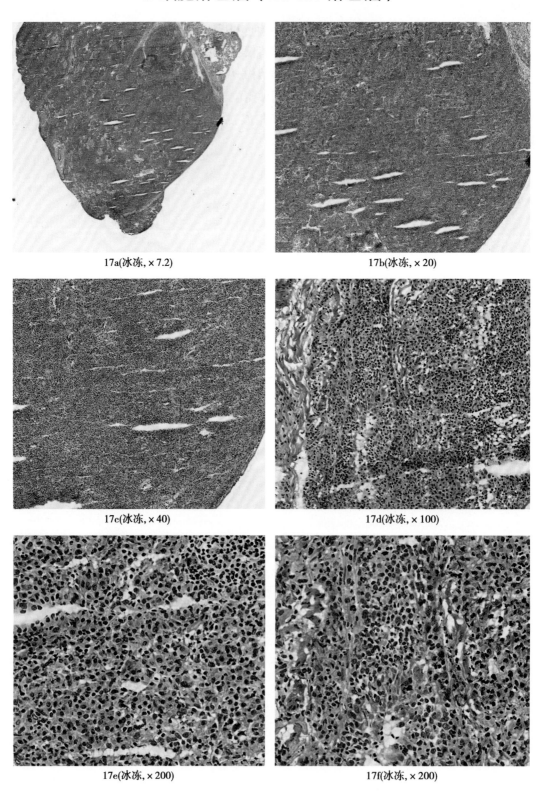

17a(冰冻, ×7.2)

17b(冰冻, ×20)

17c(冰冻, ×40)

17d(冰冻, ×100)

17e(冰冻, ×200)

17f(冰冻, ×200)

基本资料　女性,49 岁。胸部 CT 显示右肺中叶心包旁不规则实性结节,约 1.0cm× 0.8cm,贴邻纵隔胸膜。

大体检查　灰白质韧组织一块,直径 1cm。

镜下表现　肿瘤组织与正常肺组织分界清楚。肿瘤细胞弥漫成片,细胞密度高,中等大小,间质可见小淋巴细胞散灶状聚集,未见生发中心。部分区域可见肿瘤细胞侵犯支气管黏膜上皮(所谓淋巴上皮病变)(a~f)。

基因检测　B 细胞受体克隆性重排,未显示 *MALT1*(18q21)染色体易位。

诊断依据　肺 MALT 淋巴瘤表现为肿瘤性淋巴样细胞浸润肺泡上皮或支气管黏膜上皮形成淋巴上皮病变。免疫组织化学及基因重排检查是重要的鉴别诊断手段。在冰冻诊断层面上,不必细致分类淋巴瘤亚型,只需鉴别出"淋巴瘤"即可。

鉴别诊断　结节样淋巴增生,淋巴样间质性肺炎,弥漫大 B 细胞淋巴瘤等。

病例18 弥漫大B细胞淋巴瘤

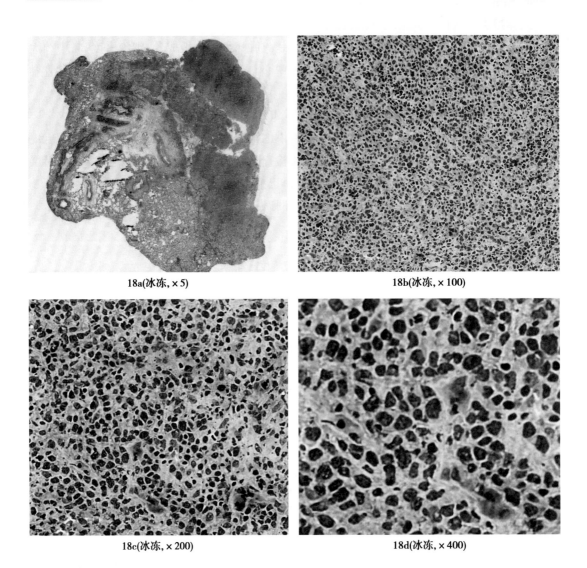

18a(冰冻, ×5)

18b(冰冻, ×100)

18c(冰冻, ×200)

18d(冰冻, ×400)

基本资料　女性,50 岁。胸部 PET/CT 显示右肺下叶后基底段结节,大小约 2.5cm× 1.8cm,分叶状,边缘毛糙。

大体检查　术中送检楔形肺组织一块,大小 5.0cm×3.5cm×1.2cm,一侧附闭合器。距闭合器 0.3cm 可见一灰白质细腻肿物,大小 1.0cm×0.6cm×0.3cm,边界欠清,未累及胸膜。

镜下表现　低倍镜下,肿瘤界限相对清楚(a),细胞排列较弥散,中等偏大,部分核仁明显,间质可见少量成熟小淋巴细胞浸润(b~d)。

诊断依据　本例间质淋巴细胞浸润对诊断会造成困难。形态观察时要着重注意异型大细胞的形态及弥散的排列方式。鉴别诊断需要考虑富于淋巴间质的癌等。最终确诊需借助石蜡制片及免疫组织化学检查。

病例19　单相性滑膜肉瘤

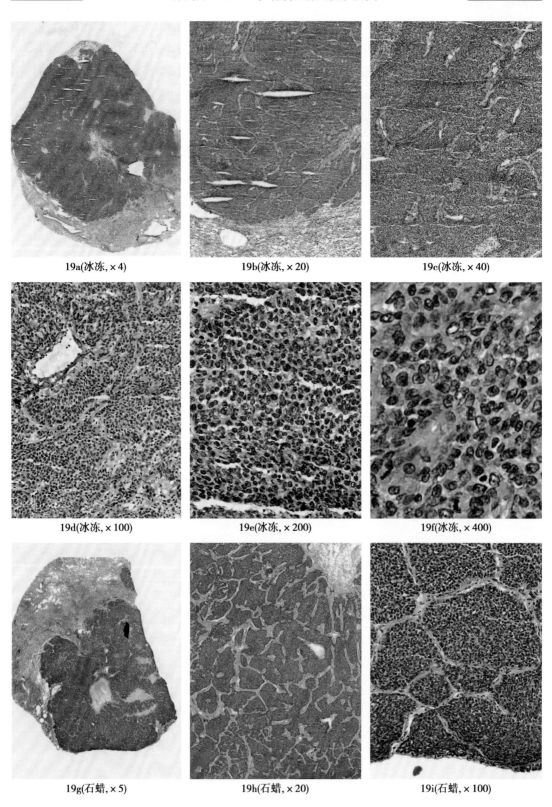

19a(冰冻,×4)

19b(冰冻,×20)

19c(冰冻,×40)

19d(冰冻,×100)

19e(冰冻,×200)

19f(冰冻,×400)

19g(石蜡,×5)

19h(石蜡,×20)

19i(石蜡,×100)

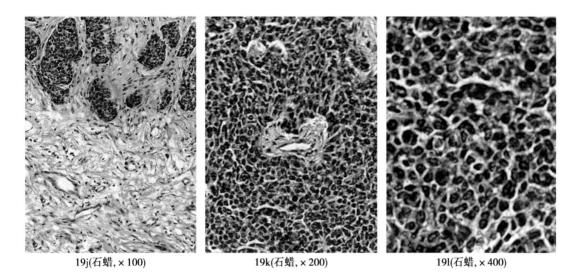

19j(石蜡,×100)　　　　19k(石蜡,×200)　　　　19l(石蜡,×400)

基本资料　男性,54 岁。胸部 CT 显示左肺下叶背段结节,大小约 1.9cm×1.7cm,边缘浅分叶并见毛刺。

大体检查　灰白组织,大小 1.6cm×1.3cm×0.3cm,质稍硬。

镜下表现　恶性肿瘤特征,界限清楚,细胞卵圆或短梭形,相互交织、密集成束;可伴有黏液样区及局灶少量致密透明变的纤维化区;部分区域有明显的血管周细胞瘤结构(a~l)。

基因检测　显示 SS18(18q11.2)染色体易位。符合单向性滑膜肉瘤。

诊断依据　肺滑膜肉瘤相对少见,单相型滑膜肉瘤更罕见。大体常表现为外周型实性肿块,界清无包膜。镜下特征与软组织滑膜肉瘤相似,分为单相型和双相型。本例冰冻准确分型难度很大,冰冻诊断可根据恶性形态特征,考虑为"恶性肿瘤,具体分型待石蜡制片"。

鉴别诊断　低分化癌,转移性肉瘤等。

病例 20　炎性肌纤维母细胞瘤

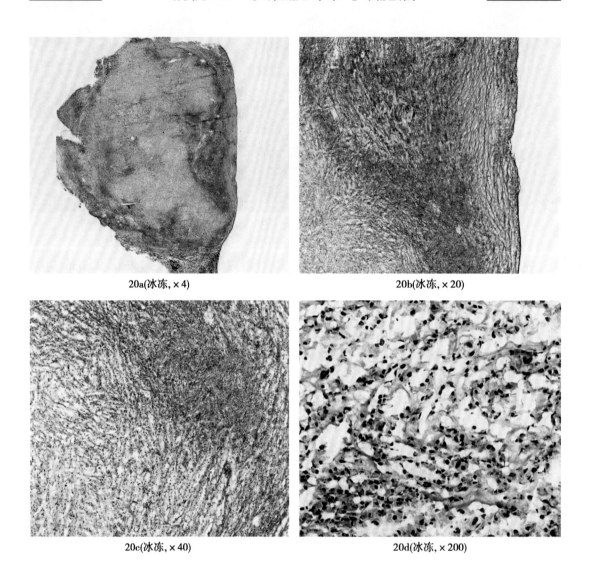

20a(冰冻, ×4)

20b(冰冻, ×20)

20c(冰冻, ×40)

20d(冰冻, ×200)

基本资料　男性,71 岁。胸部 CT 显示,右肺上叶后段结节,大小约 2.5cm×2.5cm,界尚清。

大体检查　术中送检肺组织一块,大小 3.5cm×1.7cm×1.5cm,一侧附闭合器,断面见部分肿物,大小 1.3cm×1.0cm×0.8cm,紧邻被膜,切面灰白质中,距切缘 0.3cm;周围肺灰红质韧。

镜下表现　低倍镜下可见境界清楚的结节,主要由肌成纤维细胞和成纤维细胞构成,排列成束,或排列成席纹状。梭形细胞间有各种炎细胞浸润,包括淋巴细胞、浆细胞和组织细胞等。梭形细胞胞核卵圆形或短梭形,染色质细腻,核仁不明显,核分裂象不常见(a~d)。

诊断依据　炎性肌纤维母细胞瘤曾被称为炎性假瘤,主要由肌成纤维细胞和成纤维细胞构成,伴明显的浆细胞、淋巴细胞浸润,也曾被称为浆细胞肉芽肿。免疫组织化学可显示为 SMA、MSA、Desmin 阳性表达,超过 30% 病例可表达 CK,约 50% 病例可表达 ALK。

病例 21 直肠癌肺转移

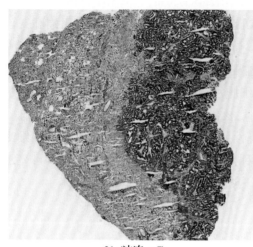
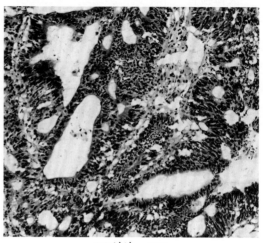

21a(冰冻,×7)　　　　　　　　　　21b(冰冻,×100)

基本资料 男性,51 岁,直肠癌术后。

胸部 CT 右肺下叶胸膜下类结节影,约 2.0cm×1.8cm。

大体检查 灰红肺组织,大小 1.0cm×1.0cm×0.5cm,一侧附脏层胸膜,紧邻胸膜可见部分肿物,大小 1.0cm×0.5cm×0.5cm。

镜下表现 低倍镜下显示肿瘤组织与周围肺组织分界清楚(a),中倍镜下显示肿瘤表现为管状腺癌(b),结合病史,符合直肠癌肺转移。

病例 22　隆突性皮肤纤维肉瘤肺转移

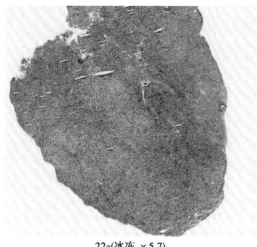
22a(冰冻,×5.7)

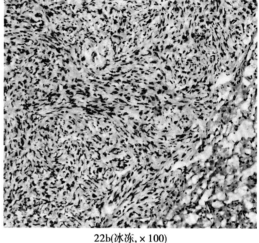
22b(冰冻,×100)

基本资料　男性,55 岁,左上臂隆突性皮肤纤维肉瘤术后。

胸部 CT　右肺中叶纵隔旁结节,边界清晰,直径约 1.3cm。

大体检查　灰白质韧组织,大小 1.2cm×1.0cm×0.5cm。

镜下表现　送检组织全部为肿瘤组织,低倍镜下可见肿瘤内部呈模糊结节样(a),梭形细胞呈车辐状结构(a、b)。结合病史,符合隆突性皮肤纤维肉瘤肺转移。

病例 23 透明细胞性肾细胞癌肺转移

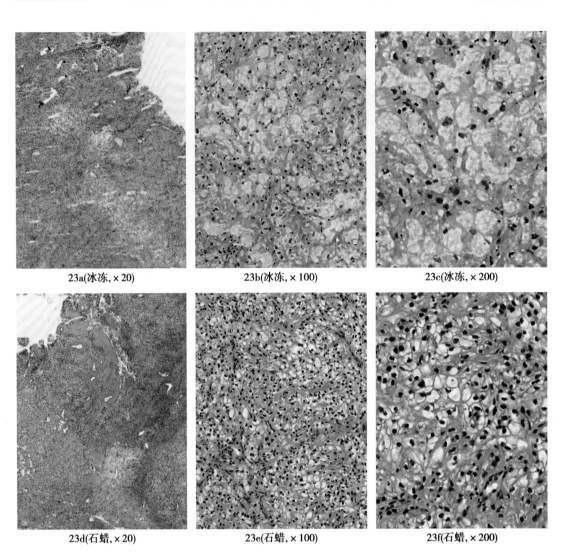

23a(冰冻,×20)

23b(冰冻,×100)

23c(冰冻,×200)

23d(石蜡,×20)

23e(石蜡,×100)

23f(石蜡,×200)

基本资料　男性,56 岁,肾透明细胞性肾细胞癌术后随诊发现左肺下叶及肋骨转移。

胸部 CT　左肺下叶结节,大小 2.4cm×2.5cm,边缘分叶不光滑,可见不均匀强化。

大体检查　灰红不整形组织一块,大小 1.0cm×0.4cm×0.2cm,质软。

镜下表现　肺多发结节样肿物,界限清楚(a、d);中高倍镜下,癌细胞呈圆形或多边形,体积较大,胞膜清楚,胞质丰富、透明或呈颗粒状,透明胞质含丰富糖原和类脂质(b、e);细胞核位于中央,呈圆形,大小较为一致,染色质细颗粒状,均匀分布(c、f)。

诊断依据　肺是最常见的血行转移器官,因此术中冰冻诊断遇到非典型形态肿瘤,一定要考虑转移性肿瘤可能。因为转移性肿瘤与肺原发肿瘤手术方式不同。恶性肿瘤病史对鉴别诊断非常重要,但当外科医师偶尔在申请单上遗漏病史或临床检查未能提供原发肿瘤证据时,将给冰冻病理诊断造成极大困扰。有经验的病理医师遇到非典型病理形态时,会积极与手术医师主动交流,询问病史。

鉴别诊断　肺透明细胞肿瘤、类癌、颗粒细胞瘤、转移性黑色素瘤、血管周细胞瘤等。

病例 24 透明细胞性肾细胞癌肺转移

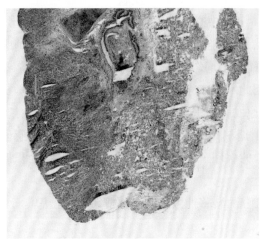

24a(冰冻, × 8.5)

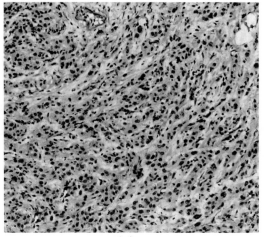

24b(冰冻, × 100)

基本资料　男性,57岁,肾癌术后。

胸部 CT　左肺上叶尖后段不规则实性结节,约 1.5cm×1.2cm,边缘光整,边界清楚。

大体检查　灰白灰黑质韧组织,大小 0.9cm×0.8cm×0.3cm,周围附少许肺组织。

镜下表现　低倍镜下显示肿瘤组织位于支气管周围,与周围肺组织分界清楚(a)。中倍镜下肿瘤细胞排列成小巢/腺泡样结构,未见明确腺泡、乳头等结构。肿瘤细胞大,胞质丰富、粉染(b)。结合病史,首先考虑为转移癌,最终诊断需加做免疫组织化学检查或与原肾癌术后切片对比观察。

诊断依据　病例 21~24 为一组肺转移性肿瘤,它们是由身体其他部位恶性肿瘤转移而来,多见于绒毛膜癌、乳腺癌、肝癌、胰腺癌、前列腺癌、甲状腺癌等;还见于恶性软组织肿瘤,如纤维肉瘤、骨肉瘤等。恶性肿瘤病史对诊断非常重要。另外冰冻诊断医师保持对非典型形态的敏感性也很重要,有助于追问肿瘤病史。

病例 25 良性血管周上皮样细胞
肿瘤（透明细胞瘤）

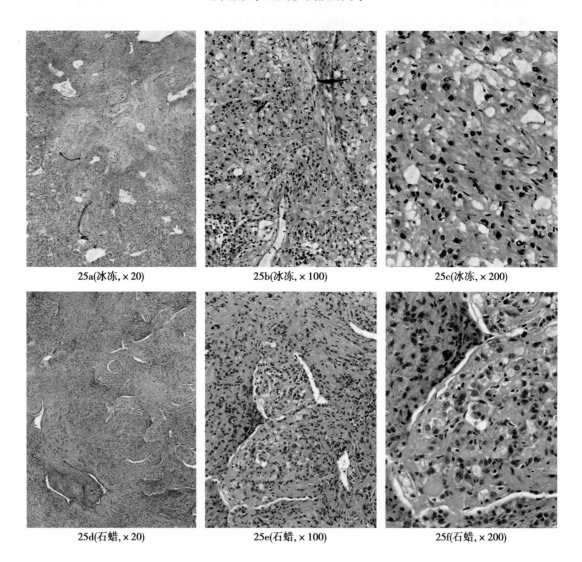

25a(冰冻,×20)   25b(冰冻,×100)   25c(冰冻,×200)

25d(石蜡,×20)   25e(石蜡,×100)   25f(石蜡,×200)

基本资料 女性,39 岁,痰中带血。

胸部 PET/CT 双肺多发结节,部分代谢增高;右肺下叶后基底段病灶,实性部分代谢轻度增高。

大体检查 肺组织一块,大小 4.0cm×2.5cm×1.5cm,脏层胸膜光滑。于肺实质内见部分肿物,直径 1.3cm,界清,质软,未累及脏层胸膜。

镜下表现 肿瘤由胞质透亮的圆形或卵圆形上皮样细胞和梭形透明细胞构成,大小相对较一致,呈多角形、圆形或梭形,细胞质内含嗜酸性颗粒,细胞核圆形或卵圆形、居中、深染、分裂象罕见。瘤细胞在血管周围或血管间成片、成巢或器官样排列(a~f)。

诊断依据 透明细胞瘤细胞质内含糖原,过碘酸希夫(PAS)染色呈强阳性,对淀粉酶消化敏感。免疫组织化学多表达 HMB45、Melan A,不表达 CK 和上皮膜抗原(EMA)。

鉴别诊断 主要与透明细胞性肾细胞癌肺转移相鉴别。

病例26 硬化性肺细胞瘤

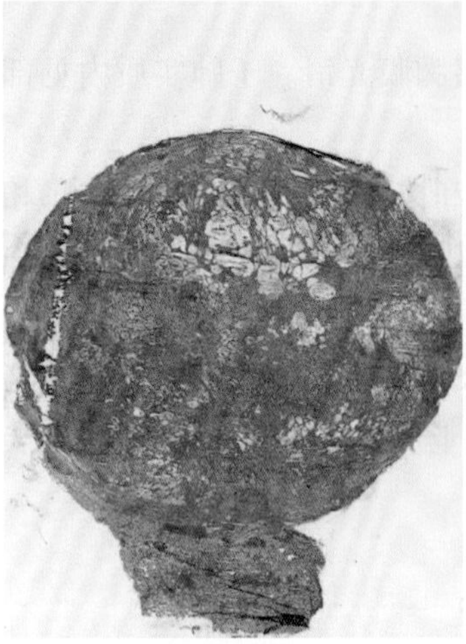

26a(冰冻,×4)

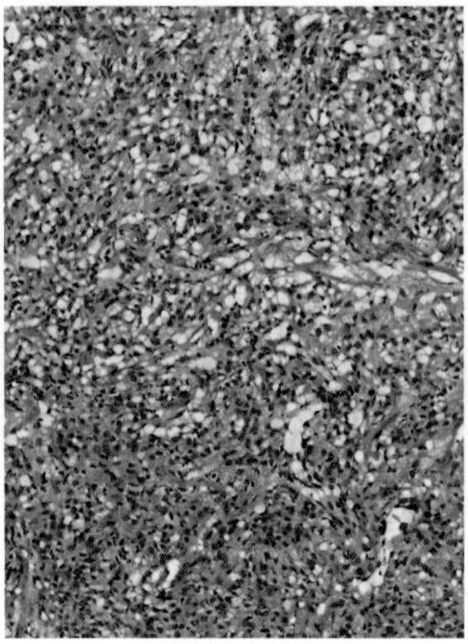

26b(冰冻,×100)

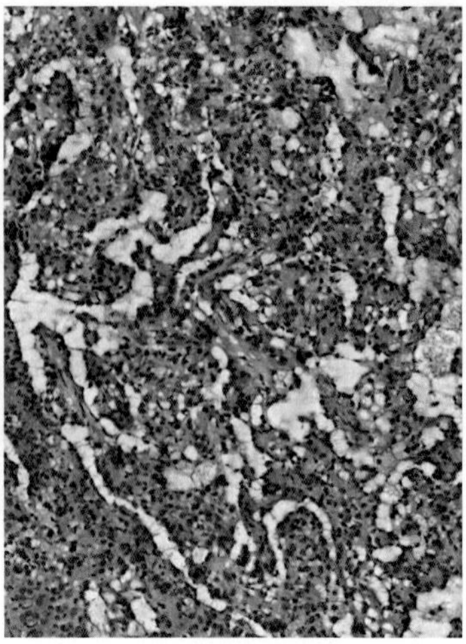

26c(冰冻,×100)

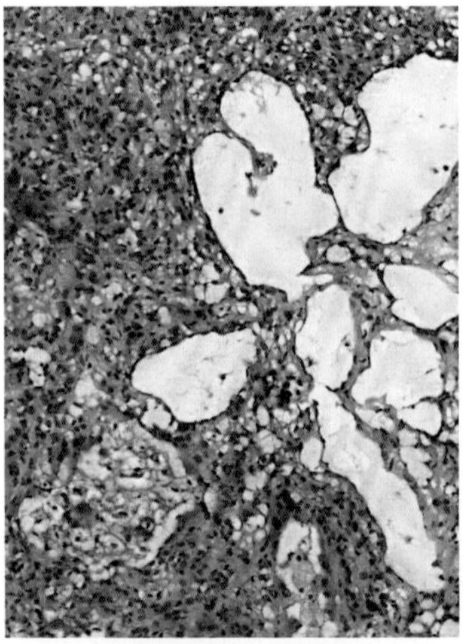

26d(冰冻,×100)

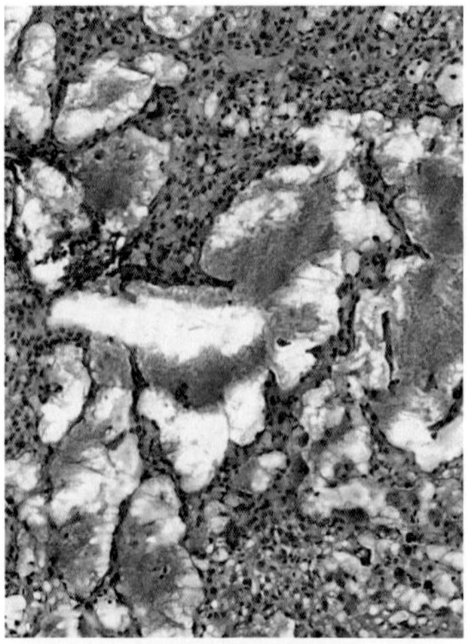

26e(冰冻,×100)

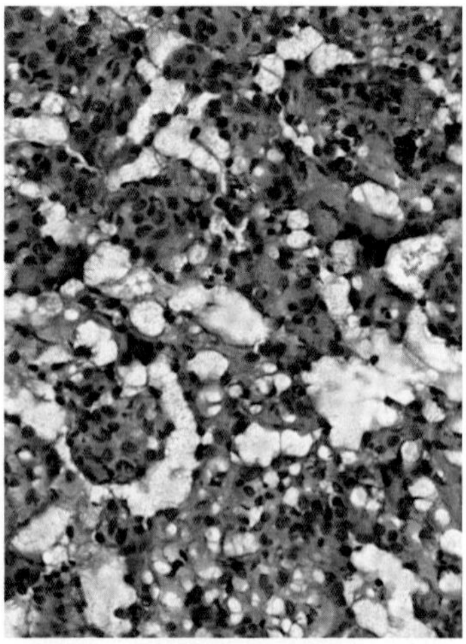

26f(冰冻,×200)

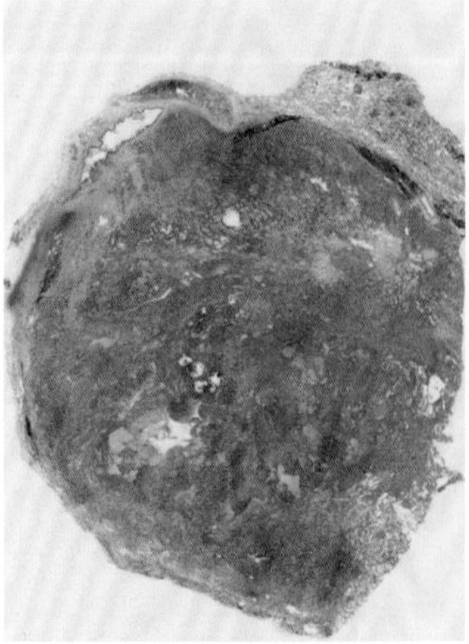

26g(石蜡,×5)

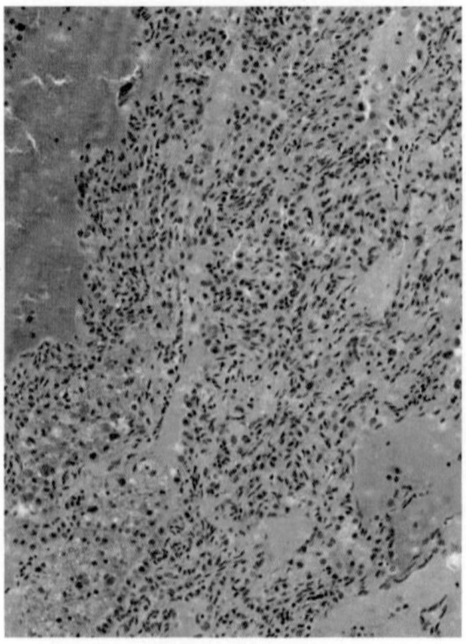

26h(石蜡,×100)

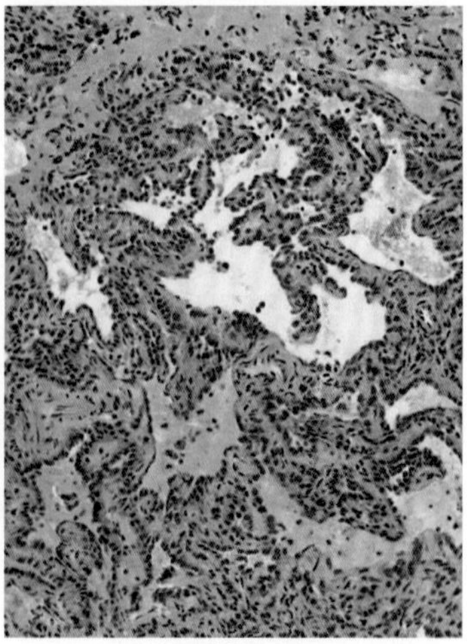

26i(石蜡,×100)

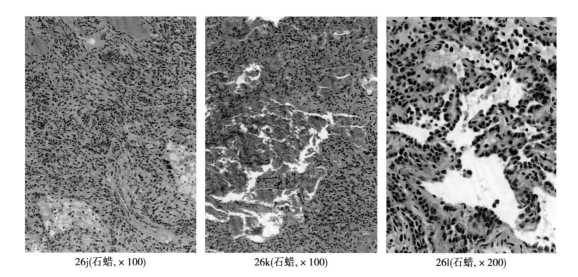

26j(石蜡,×100)　　　　　26k(石蜡,×100)　　　　　26l(石蜡,×200)

基本资料　女性,47岁,体检发现右肺下叶结节。

胸部CT　右肺下叶后基底段可见一类圆形结节,最大截面约1.8cm×1.7cm,边界光整,密度均匀,性质不明。

大体检查　灰红不整形组织一块,大小3.5cm×2.4cm×1.4cm,临床已部分剖开,切面可见一类圆形肿物,大小1.8cm×1.7cm×1.6cm,肿物光滑,呈膨胀性生长,界限清楚,邻近段支气管。

镜下表现　肿瘤界限清楚(a、g);包括表面细胞及间质细胞(b~d,h~j),一般形成四种组织结构相:实体型结构(b~d,h~j)、乳头状结构(c)、硬化性结构(d)、血管瘤样结构(e、k)。乳头是细胞性乳头,无纤维血管轴心(f、l);血管瘤样结构或出血区形成大小不等的囊腔,该囊腔内衬表面立方细胞,而不是内皮细胞。伴随特征如含铁血黄素沉积(b)、泡沫细胞聚集(d)等也有助于诊断。

诊断依据　硬化性肺细胞瘤大体界限清楚,切面实性,灰色或黄褐色,可伴出血,偶有囊性变及钙化。显微镜下有两种细胞:表面细胞和间质细胞;排列成四种结构,包括乳头状、硬化性、实性和出血区。冰冻切片若遇四种结构并存,诊断并不难。

病例 27 硬化性肺细胞瘤

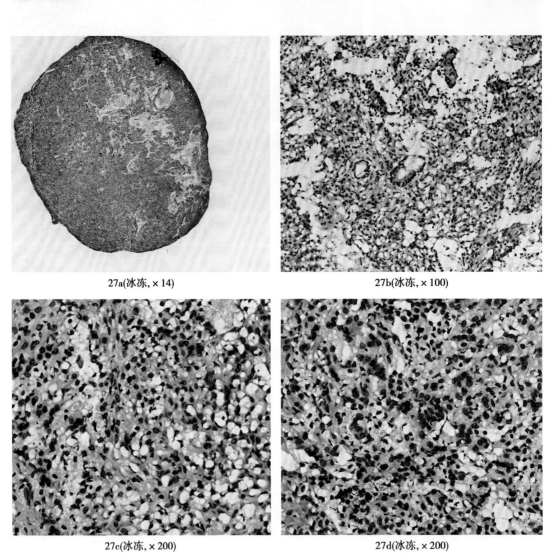

27a(冰冻, ×14)

27b(冰冻, ×100)

27c(冰冻, ×200)

27d(冰冻, ×200)

基本资料　女性,66 岁。

胸部 CT　左肺上叶尖后段可见部分实性结节,约 2.2cm×2.0cm×2.5cm,形态不规则,边缘不清,贴邻、牵拉局部肋胸膜及叶间胸膜,内见通气支气管影,以磨玻璃密度为主,实性成分长径约 0.7cm。

大体检查　灰白结节样物 1 枚,直径 0.3cm,周围附少许肺组织。

镜下表现　低倍镜下显示肿瘤边缘非常光滑,推测肿瘤与周围肺组织分界清楚且易于分离;肿瘤内部密度不均(a);中倍镜下显示肺泡结构不清,可见腺泡样结构,但"肺泡间隔"不明显(b);高倍镜显示"间质"不是纤维结缔组织性,而是圆形或卵圆形细胞(c、d)。本例无明显血管增生、出血或硬化区域。

诊断依据　参见病例 26。

鉴别诊断　乳头状或实性区域为主时,鉴别诊断会比较困难,容易与癌混淆。与癌最大的鉴别点在于:硬化性肺细胞瘤肿瘤细胞温和,小而一致,普遍异型性不明显,核分裂象几乎没有。该病例冰冻标本大体界限清楚也是重要的鉴别点。

病例 28 肺软骨瘤型错构瘤

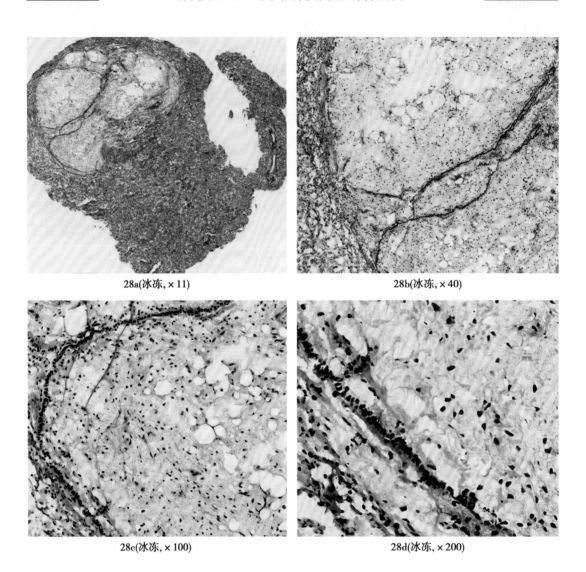

28a(冰冻,×11)

28b(冰冻,×40)

28c(冰冻,×100)

28d(冰冻,×200)

基本资料　女性,51 岁。

胸部 CT　左肺上叶实性结节,约 0.4cm。

大体检查　灰褐质稍韧组织,直径 0.4cm,周围附少许肺组织。

镜下表现　肺组织内见一分叶状浅染区,与周围肺组织界限清楚(a);浅染区由脂肪空泡、黏液细胞组成,其"间隔"为良性上皮成分(b~d)。

病例29 肺软骨瘤型错构瘤

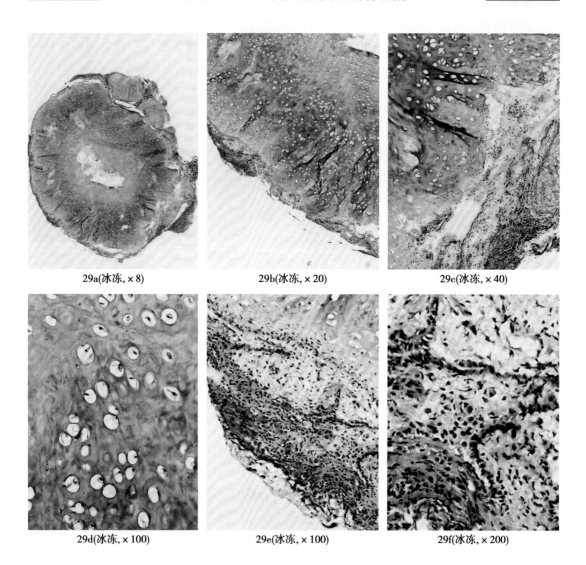

29a(冰冻, ×8)　　　　29b(冰冻, ×20)　　　　29c(冰冻, ×40)

29d(冰冻, ×100)　　　　29e(冰冻, ×100)　　　　29f(冰冻, ×200)

基本资料　男性,43 岁。

胸部 CT　左肺下叶基底段脊柱旁实性结节,大小约 1.1cm×0.9cm,可见浅分叶,边界光整清晰。

大体检查　灰白结节样物,大小 1.3cm×1.0cm×0.6cm,切面灰白、质硬。

镜下表现　表现为孤立的结节,呈分叶状,位于支气管上皮下;肿瘤由单一的分化成熟的软骨组织构成,可为透明或黏液样透明软骨、纤维软骨或弹力软骨;相邻灶状脂肪、纤维组织和/或肌肉,被覆非肿瘤性呼吸上皮及软骨(a～f)。

病例30 细支气管腺瘤

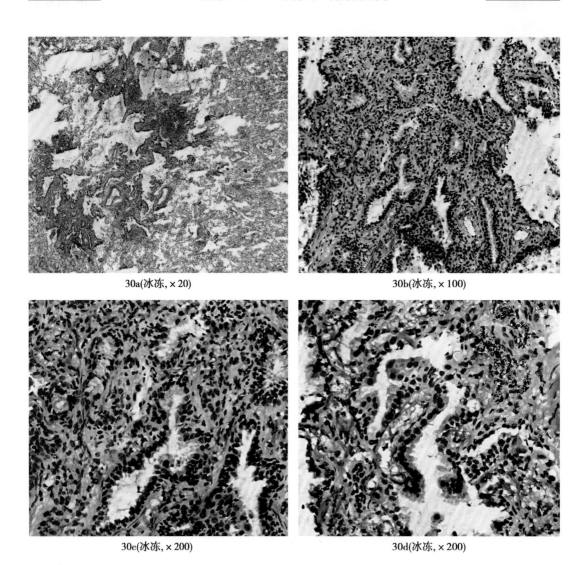

30a(冰冻,×20)

30b(冰冻,×100)

30c(冰冻,×200)

30d(冰冻,×200)

基本资料 女性,61 岁。

胸部 CT 左肺下叶胸膜下微小结节,大小约 0.2cm。

大体检查 灰红肺组织,大小 1.4cm×1.0cm×0.2cm,其上见一灰黄结节,直径 0.3cm,界不清。

镜下表现 病变区域与周围肺组织界限清楚,可见大小不一的"肺泡"样结构,部分呈不规则囊性结构。"肺泡"样结构周围均有双层上皮细胞,细胞异型性不明显,部分细胞表面似有纤毛(a~d)。

诊断依据 在 2021 年第五版 WHO 肺肿瘤分类中单独列出了腺瘤的诊断,包括硬化性肺细胞瘤、肺泡性腺瘤、乳头状腺瘤、细支气管腺瘤/纤毛黏液结节型乳头状肿瘤、黏液型囊腺瘤和黏液腺腺瘤。它们都是良性肿瘤,在冰冻诊断中容易与肺腺癌混淆。基本的鉴别点包括:局限性结节,伴纤毛/黏液细胞或Ⅱ型肺泡上皮/立方状细胞的双层上皮增生,缺乏核异型性。免疫组织化学基底层细胞表达 P40 和 CK5/6 阳性。

病例 31　纤维化钙化结节和肺内淋巴结

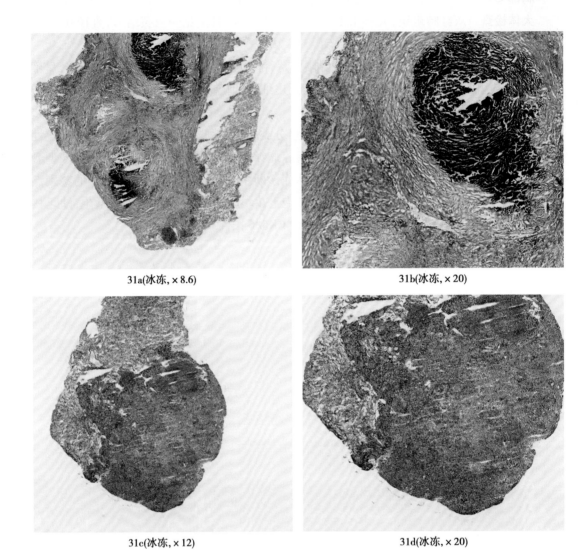

31a(冰冻, × 8.6)

31b(冰冻, × 20)

31c(冰冻, × 12)

31d(冰冻, × 20)

基本资料　男性,59 岁。

胸部 CT　双肺散在实性或磨玻璃密度小结节。

纤维化钙化结节

大体检查　灰褐、质韧组织,大小 0.8cm×0.5cm×0.3cm,周围附少许肺组织。

镜下表现　病变与周围肺组织分界清楚,且病变明显纤维化及玻璃样变性,病灶内部见多灶钙盐/炭末沉积(a);病灶内部无明显细胞成分(b)。

肺内淋巴结

大体检查　炭黑结节 1 枚,直径 0.4cm,周围附少许肺组织。

镜下表现　病变与周围肺组织分界清楚,病灶内部见多个淋巴滤泡散在分布,伴炭末沉积(c);病灶内无明显肿瘤成分(d)。

病例 32　肺组织局部纤维化，伴炭末沉着及细支气管扩张

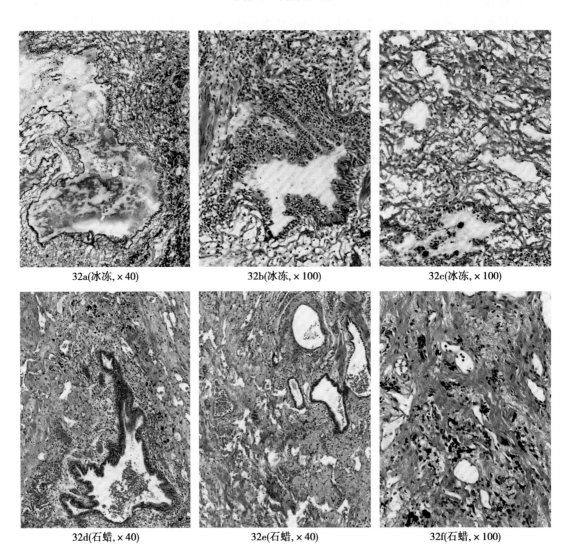

32a(冰冻,×40)　　　　　32b(冰冻,×100)　　　　　32c(冰冻,×100)

32d(石蜡,×40)　　　　　32e(石蜡,×40)　　　　　32f(石蜡,×100)

基本资料 男性,60 岁。

胸部 CT 右肺上叶囊腔样结节,大小约 1.6cm×1.0cm×0.8cm,形态不规则。

大体检查 楔形肺组织一块,大小 8.0cm×4.0cm×2.5cm,一侧附闭合器,一侧为胸膜,胸膜局灶增厚,切面见一质韧区,范围 1.8cm×1.8cm×1.0cm,紧邻脏层胸膜,距闭合器切缘最近 1.5cm。

镜下表现 肺组织局部纤维化,伴炭末沉着及细支气管扩张(a~f)。

(杨琳　周全　刘丽　王欣　袁培　周胜理)

纵隔及胸膜肿瘤

一、外科关注点

1. 肿瘤或非肿瘤性病变
2. 肿瘤性病变的定性(来源、良恶性、原发或转移)
3. 肿瘤是否累及纵隔胸膜或心包
4. 淋巴结取样

二、大体标本检查要点

1. 处理标本前仔细阅读申请单信息及临床检查所见。
2. 辨认纵隔胸膜、心包、大血管壁等特殊结构。
3. 连续最大面剖开标本,辨认病变,测量大小,观察囊实性(囊液质地、颜色),评价质地、边界及与特殊解剖结构的关系。

三、最常见的诊断

1. 肿瘤性病变
- 胸腺肿瘤(胸腺瘤,胸腺癌)
- 生殖细胞肿瘤
- 淋巴造血系统增生性疾病及肿瘤
- 神经源性肿瘤
- 副神经节肿瘤
- 间叶源性肿瘤
- 转移性肿瘤

2. 非肿瘤性病变

- 胸腺增生
- 胸腺囊肿
- 甲状腺及甲状旁腺病变
- 淋巴结肉芽肿性炎：包括结核、结节病等

四、常见鉴别诊断难点

1. 淋巴细胞丰富的胸腺瘤与淋巴瘤的鉴别。
2. 生殖细胞肿瘤不成熟成分的判断。
3. 霍奇金淋巴瘤、精原细胞瘤和感染性病变都可以表现为肉芽肿性炎，需要警惕。
4. 胸腺小体与转移癌需要鉴别。

病例1 尤因肉瘤

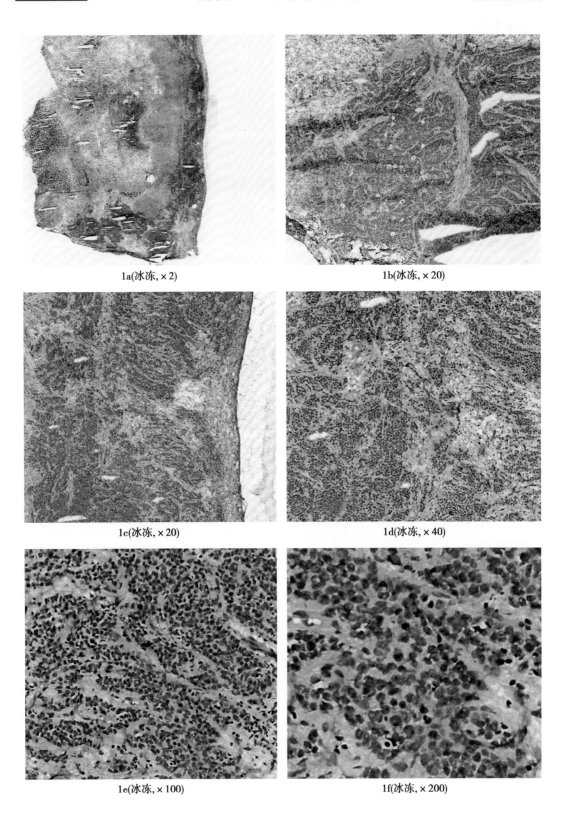

1a(冰冻, × 2)

1b(冰冻, × 20)

1c(冰冻, × 20)

1d(冰冻, × 40)

1e(冰冻, × 100)

1f(冰冻, × 200)

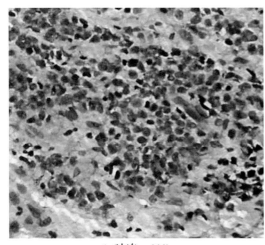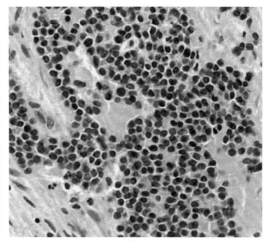

1g(冰冻,×200)　　　　　　　　　　1h(石蜡,×200)

基本资料　男性,17岁,3个月前无明显诱因出现右背疼痛,近期加重。CT检查示右胸壁占位。

大体检查　灰粉色不整形组织,大小2.5cm×2.0cm×1.0cm。

镜下表现　低倍镜下可见大片坏死(a)及小圆细胞肿瘤。肿瘤细胞形态较一致,核深染,胞质稀少呈裸核样,核分裂象易见(a~h)。

诊断依据　以往发生在胸部的恶性神经外胚叶肿瘤称为Askin瘤,现在统一都命名为尤因肉瘤。尤因肉瘤镜下为形态一致的小圆细胞,被纤维间隔分隔呈分叶状结构,可见出血及坏死。胞质稀少,由于胞质含糖原而呈透亮,核分裂象易见。可见菊形团样结构。

鉴别诊断　需与其他恶性小圆细胞肿瘤(淋巴瘤、小细胞癌、神经母细胞瘤等)鉴别,冰冻诊断较困难,通常需要石蜡结合免疫组织化学及分子检测进行鉴别诊断。

病例 2　孤立性纤维性肿瘤

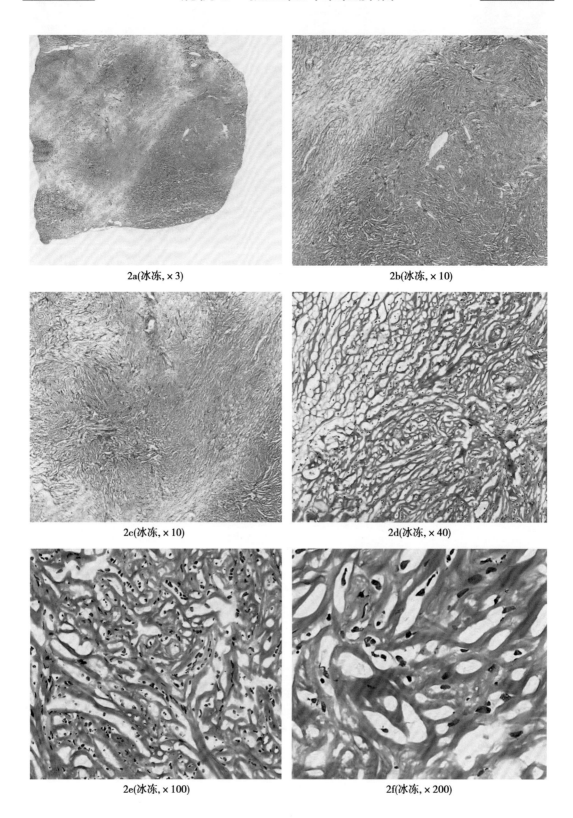

2a(冰冻,×3)

2b(冰冻,×10)

2c(冰冻,×10)

2d(冰冻,×40)

2e(冰冻,×100)

2f(冰冻,×200)

基本资料　女性,63 岁,2 个月前无明显诱因出现反复胸闷、气短,活动后加重。CT 检查示右侧胸腔巨大肿物,性质待定,考虑恶性的可能性大。

大体检查　灰白不整形组织,大小 3.0cm×2.0cm×0.6cm。

镜下表现　低倍镜下可见肿瘤细胞疏密相间,有丰富胶原纤维背景(a~c)。细胞核较小,呈卵圆形或梭形,形态温和,核分裂象罕见,可见分支状血管,提示孤立性纤维性肿瘤(d~f)。

诊断依据　孤立性纤维性肿瘤大体表现为境界清楚的肿块,多有蒂。镜下可见梭形细胞,呈细胞稀疏区和细胞密集区。细胞温和,缺乏异型性,一般无核分裂象,可见粗大的胶原纤维。可见分支血管。

鉴别诊断　孤立性纤维性肿瘤需与炎性肌纤维母细胞瘤进行鉴别。后者缺乏疏密排列及薄壁分支血管,可见炎症细胞背景,但是冰冻鉴别困难。

病例 3　成熟性囊性畸胎瘤

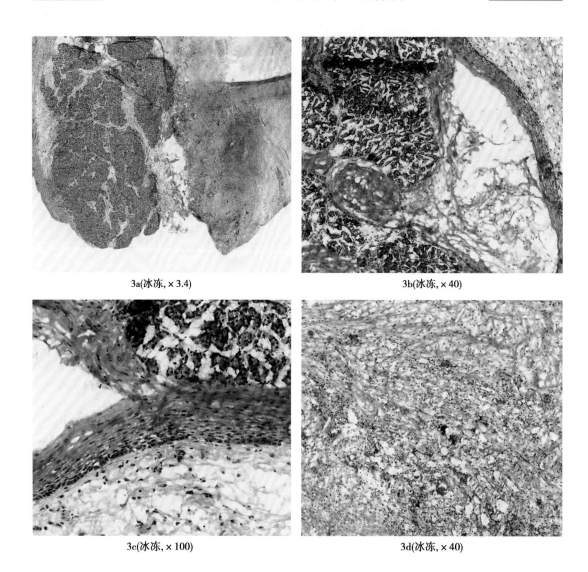

3a(冰冻，×3.4)

3b(冰冻，×40)

3c(冰冻，×100)

3d(冰冻，×40)

基本资料　女性,31 岁,1 个月前无明显诱因出现胸部疼痛。CT 检查示纵隔占位。

大体检查　灰黄不整形组织,大小 3.8cm×2.5cm×0.6cm,呈囊实性。

镜下表现　低倍镜下见肿瘤呈囊实性,实性区呈分叶状结构(a)。囊性区被覆复层鳞状上皮;实性区为成熟的胰腺组织,可见腺泡细胞和胰岛(b、c)。周围可见含铁血黄素(d)。注意寻找原始神经管及成熟的脑组织成分。

诊断依据　成熟性囊性畸胎瘤是纵隔生殖细胞肿瘤中最多见的,年轻人多见。大体所见呈囊实性肿块。镜下囊内壁被覆复层鳞状上皮,可含皮脂腺、毛发及成熟的胃肠道组织、软骨、呼吸道组织、胰腺组织等。没有未成熟成分,否则为未成熟性囊性畸胎瘤。

鉴别诊断　成熟性囊性畸胎瘤需与未成熟性囊性畸胎瘤鉴别,注意寻找是否有未成熟成分存在,尤其是青少年患者。

病例 4 胸腺鳞状细胞癌

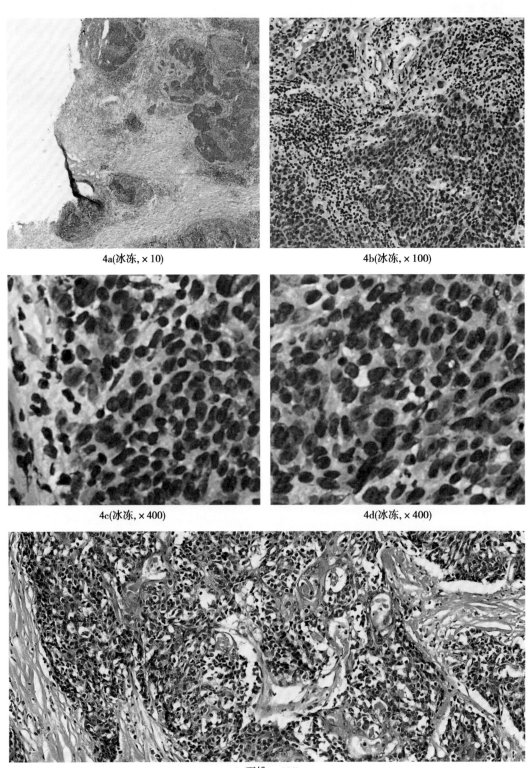

4a(冰冻, ×10)

4b(冰冻, ×100)

4c(冰冻, ×400)

4d(冰冻, ×400)

4e(石蜡, ×130)

基本资料 男性,47岁,体检发现左前纵隔占位性病变。CT示左前纵隔椭圆形实性肿块,约4.2cm×2.9cm,呈分叶状,边界欠清,考虑良性或交界恶性肿瘤。

大体检查 灰白质稍韧组织,大小1.8cm×1.5cm×0.6cm。

镜下表现 低倍镜下纤维间质中可见肿瘤细胞巢,间质透明变性(a)。肿瘤细胞呈巢状排列,淋巴细胞明显减少,肿瘤细胞胞质增多、嗜酸,核深染,可见核分裂象和核仁(b~e)。

诊断依据 胸腺鳞状细胞癌同其他部位鳞状细胞癌一样,通常肿瘤细胞排列呈巢状,或被纤维间隔分隔呈分叶状,纤维间质常伴透明变性。可见角化。本例根据细胞排列及细胞特点,冰冻诊断为分化差的癌。

鉴别诊断 胸腺鳞状细胞癌需与神经内分泌癌、基底细胞样癌及转移癌等其他类型的癌鉴别。冰冻切片中鉴别诊断困难,需要依据特征性的免疫组织化学表达明确诊断。

病例5 弥漫大B细胞淋巴瘤

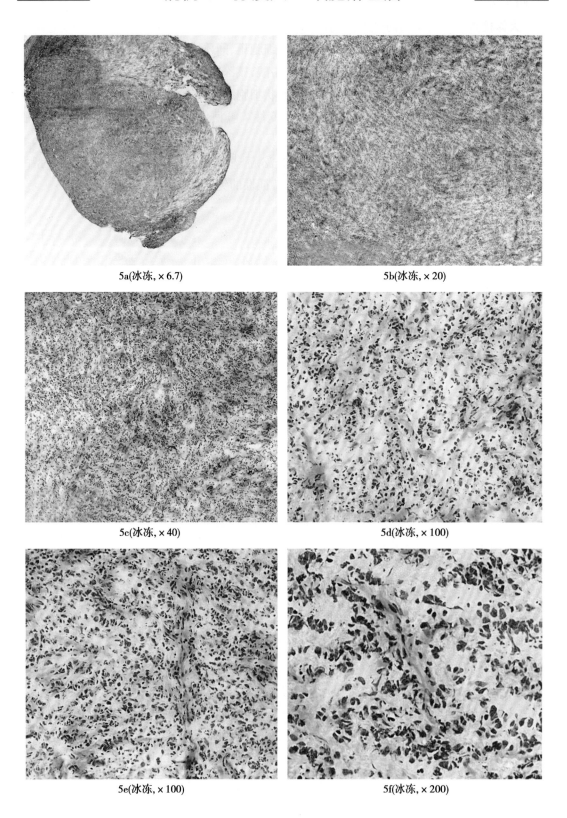

5a(冰冻, ×6.7)

5b(冰冻, ×20)

5c(冰冻, ×40)

5d(冰冻, ×100)

5e(冰冻, ×100)

5f(冰冻, ×200)

基本资料　女性,34 岁,45 天前劳动后出现左侧胸痛、胸闷、轻微咳嗽。胸部 CT 检查示前纵隔占位性病变,左侧胸腔积液。

大体检查　灰黄灰粉不整形组织,大小 2.5cm×2.0cm×1.0cm。

镜下表现　背景为硬化的纤维间质,可见胶原纤维。其间异型细胞弥漫分布,缺乏排列结构(a~e)。细胞呈裸核状,异型,深染,染色质细腻(f)。

诊断依据　纵隔弥漫大 B 细胞淋巴瘤常发生在青年女性。显著的镜下特点为硬化的纤维带,将肿瘤细胞分隔。细胞弥漫分布,缺乏排列结构,不考虑上皮来源。细胞呈裸核状,异型,深染,染色质细腻,提示淋巴造血系统来源。

鉴别诊断　胸腺弥漫大 B 细胞淋巴瘤需与胸腺瘤、生殖细胞肿瘤等进行鉴别,除了形态特征外,还要依据特征的免疫组织化学表达,冰冻鉴别诊断困难。

病例6　富于细胞的黏液瘤

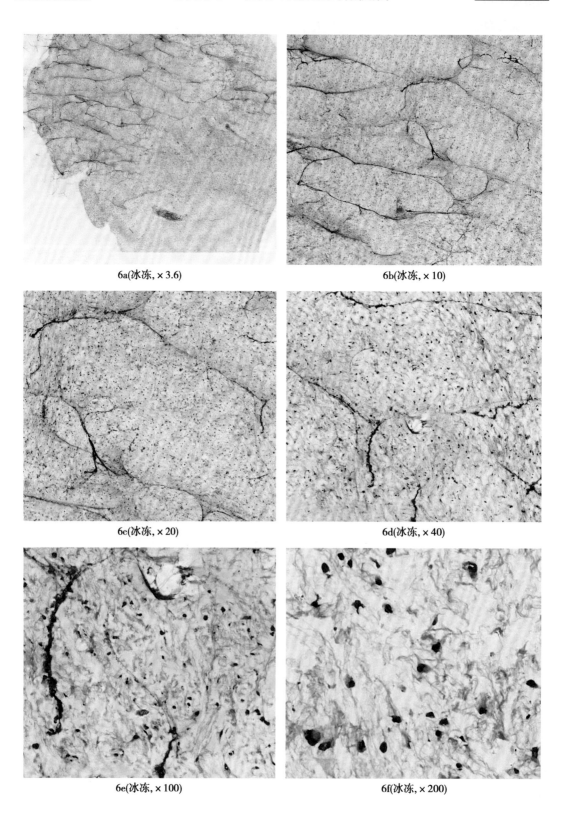

6a(冰冻,×3.6)

6b(冰冻,×10)

6c(冰冻,×20)

6d(冰冻,×40)

6e(冰冻,×100)

6f(冰冻,×200)

基本资料　女性,22 岁,1 年前无明显诱因出现颈部肿物。

大体检查　灰黄不整形组织,大小 2.0cm×2.0cm×0.5cm,半透明含黏液。

镜下表现　低倍镜下可见肿瘤境界清楚,富含大量黏液,细胞稀疏(a~d)。中倍镜可见广泛的黏液样间质中漂浮丝状基质及短梭形肿瘤细胞。可见纤细的血管(e、f)。

诊断依据　富于细胞的黏液瘤主要由广泛的黏液样间质及梭形肿瘤细胞构成,细胞缺乏异型性。

鉴别诊断　富于细胞的黏液瘤需与黏液样脂肪肉瘤相鉴别,后者可见幼稚的原始间叶细胞和枝芽状薄壁毛细血管,并且存在 *DDIT*3 基因易位。

病例7　胸腺增生

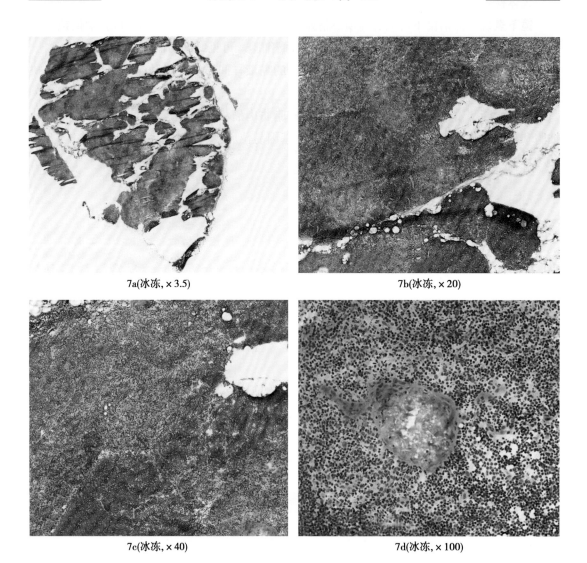

7a(冰冻,×3.5)

7b(冰冻,×20)

7c(冰冻,×40)

7d(冰冻,×100)

基本资料　女性,27 岁。因胸痛发现纵隔肿物。

大体检查　灰白质韧组织一块,大小 2.5cm×2.0cm×1.0cm。

镜下表现　冰冻切片中因富含脂肪呈现制片不全的印象,低倍镜下可见呈分叶状结构 (a)。胸腺组织呈结节状增生,可见胸腺小体(b~d)。

诊断依据　胸腺增生镜下可见增生的胸腺组织,但结构正常。结合患者年龄,考虑增生。

鉴别诊断　胸腺增生需与 B1 型胸腺瘤鉴别。胸腺增生保持正常的胸腺结构,而 B1 型胸腺瘤常有厚的纤维间隔,缺乏胸腺小体。

病例 8　胸腺瘤，主要呈 B3 型，
部分呈 B2 型

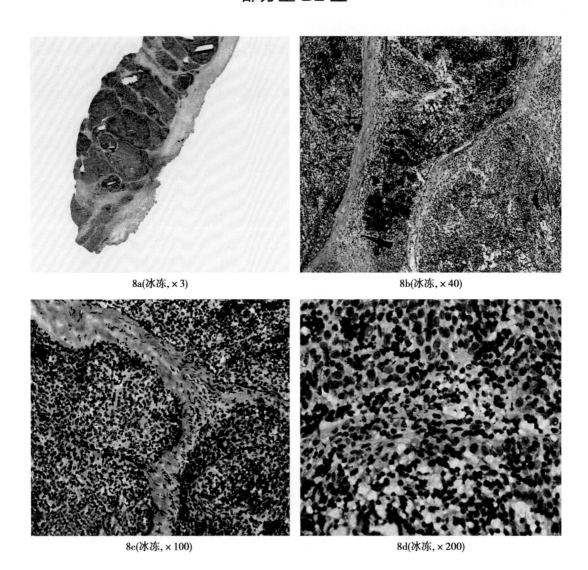

8a(冰冻, ×3)

8b(冰冻, ×40)

8c(冰冻, ×100)

8d(冰冻, ×200)

基本资料　女性,52 岁,体检发现右前上纵隔占位,分叶状,大小约 4.2cm×2.6cm,考虑为胸腺瘤的可能性大。

大体检查　灰白质韧组织,大小 2.3cm×0.8cm×0.5cm,一侧附纵隔胸膜。

镜下表现　低倍镜下显示肿瘤呈结节状生长,被纤维间质分隔(a)。可见深染及浅染结节。浅染区域肿瘤细胞呈卵圆形,染色质细腻(d)。可见血管周围间隙(b、c)。

诊断依据　胸腺瘤呈结节状生长,被纤维组织分隔。可见不成熟的淋巴细胞及胸腺上皮细胞。B3 型胸腺瘤上皮内淋巴细胞稀疏,肿瘤细胞形成模糊实性片状。肿瘤细胞围绕血管周围间隙,呈栅栏状排列。B2 型胸腺瘤富于淋巴细胞,上皮细胞相对稀少。

鉴别诊断　胸腺瘤 A 型、B1 型、B2 型、B3 型需根据肿瘤细胞形态及淋巴细胞多少进行鉴别诊断,同时需与淋巴瘤进行鉴别诊断。尤其是 B1 型,主要为淋巴细胞,末端脱氧核苷酸转移酶(TdT)阳性,上皮细胞散在分布,不呈巢团,鉴别诊断时必须加做免疫组织化学上皮标记。

病例 9　胸腺瘤，B3 型

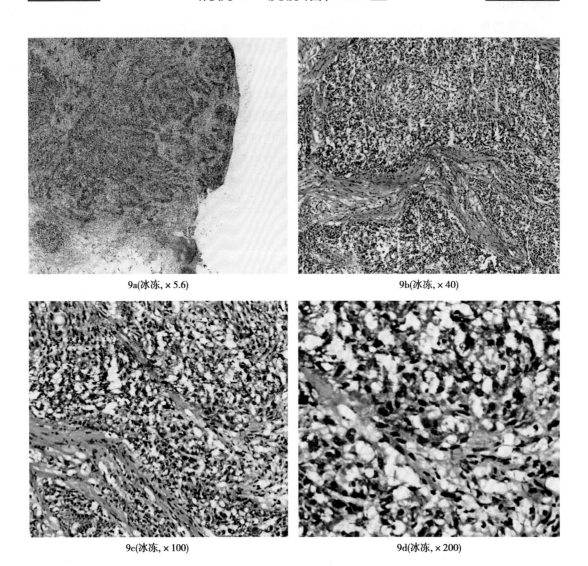

9a(冰冻, ×5.6)

9b(冰冻, ×40)

9c(冰冻, ×100)

9d(冰冻, ×200)

基本资料　女性,56 岁,1 年前无明显诱因出现胸闷、气短,6 个月前出现颜面及上肢水肿,并逐渐加重。CT 示前纵隔类圆形软组织肿物,最大径约 3cm。

大体检查　灰白质韧组织一块,大小 2.5cm×2.0cm×1.0cm。

镜下表现　肿瘤呈分叶状,被纤维间质分隔。肿瘤细胞排列呈实性片状,多角形,中等大小,淋巴细胞稀少(a~d)。

鉴别诊断　胸腺瘤 B3 型需与胸腺鳞状细胞癌、神经内分泌癌、基底细胞样癌及转移癌等相鉴别,同时需与淋巴瘤进行鉴别。B3 型胸腺瘤内具有未成熟的淋巴细胞,TdT、CD1a 阳性,胸腺鳞状细胞癌 CD5、CD117 阳性。

病例10　胸腺瘤，AB型

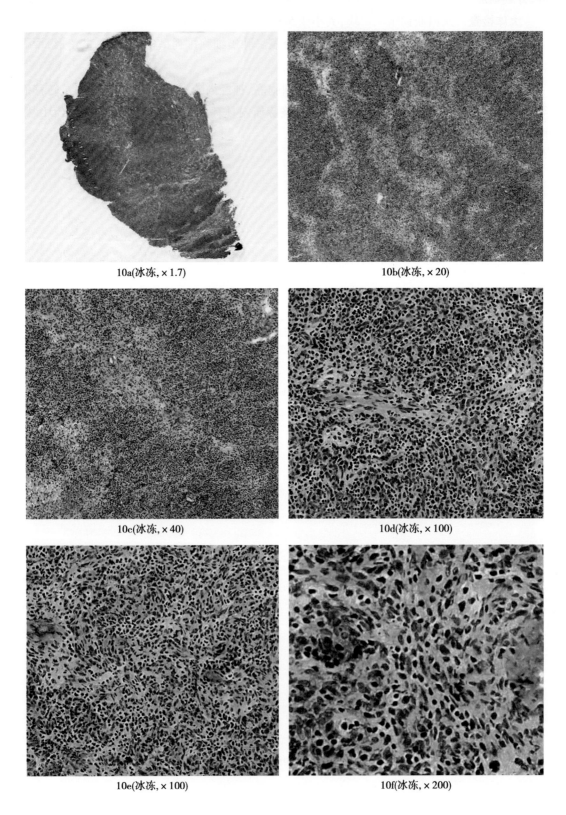

10a(冰冻, × 1.7)

10b(冰冻, × 20)

10c(冰冻, × 40)

10d(冰冻, × 100)

10e(冰冻, × 100)

10f(冰冻, × 200)

基本资料 女性,49 岁,体检发现纵隔肿物。

大体检查 灰白质韧组织一块,大小 3.8cm×2.5cm×1.0cm。

镜下表现 肿瘤呈结节状分布,被纤维间质分隔,低倍镜下着色深浅交替。部分区域淋巴细胞丰富,淋巴细胞稀疏区可见上皮样细胞呈卵圆形和短梭形(a~f)。

诊断依据 AB 型胸腺瘤镜下常为弥散分布的结节状,由淋巴细胞稀少的 A 型胸腺瘤和富于淋巴细胞的 B 型胸腺瘤混合组成,本病例有以上两种形态特征。

鉴别诊断 胸腺瘤 A 型、B1 型、B2 型、B3 型需根据肿瘤细胞形态及淋巴细胞多少进行鉴别诊断,同时需与淋巴瘤进行鉴别。

（梁晶　王亚希）

第四章

消化系统肿瘤

一、外科关注点

1. 肿瘤性病变定性(良恶性鉴别、原发或转移鉴别等)。重点关注慢性胰腺炎与胰腺导管腺癌的鉴别,肝胆管细胞癌与转移性腺癌的鉴别,肝细胞癌与肝腺瘤及局灶性结节样增生的鉴别。

2. 恶性肿瘤的切缘(如果肿瘤接近切缘,则需报告距离切缘的距离等),重点关注胃印戒细胞癌切缘,胆管切缘。

二、大体标本检查要点

1. 处理标本前,应先仔细阅读临床送检申请单,明确术中冰冻诊断需求。

2. 辨认解剖结构,识别检查外表面并注意异常(包括穿孔、粘连、褶皱、结节等)。

3. 仔细检查标本确认病变,切开后,注意肿瘤的边界,有时需核对影像学位置及病灶尺寸。

4. 记录所有肿物的大小和位置,取肿瘤与正常交界处,1∶1比例。

5. 记录肿瘤与切缘的距离,如果肿瘤靠近切缘,则采取垂直切缘。

6. 切缘评估必须包括完整的横截面,包括黏膜、黏膜下层、固有肌层及浆膜。

7. 息肉样的肿物取材时垂直蒂长轴切开,保留蒂部的完整结构。

三、最常见的诊断

1. 肿瘤性病变

（1）上皮性肿瘤

- 肝脏:肝细胞癌、胆管细胞癌、肝腺瘤、肝局灶性结节样增生、转移性腺癌、转移性神经内分泌肿瘤等
- 胰腺:胰腺导管腺癌、实性假乳头状肿瘤、神经内分泌肿瘤
- 食管:鳞状细胞癌、鳞状上皮内瘤变
- 胃:异型增生、息肉、腺癌、印戒细胞癌、黏液腺癌、神经内分泌肿瘤等

（2）淋巴造血系统肿瘤

（3）间叶源性肿瘤

- 胃肠道间质瘤、肉瘤
- 血管瘤、平滑肌瘤、神经鞘瘤、纤维瘤病、炎性肌纤维母细胞瘤、血管周上皮样肿瘤等

2. 非肿瘤性病变

- 炎症:慢性胰腺炎
- 肉芽肿:特异感染性肉芽肿性炎(结核)
- 发育与结构异常:憩室、异位组织(胃异位、胰腺异位、副脾)

四、常见鉴别诊断难点

1. 鉴别非肿瘤性炎性改变和肿瘤
2. 鉴别转移性癌与原发癌
3. 鉴别印戒细胞癌与非肿瘤性印戒样细胞
4. 鉴别低分化腺癌与恶性淋巴瘤
5. 鉴别神经内分泌肿瘤与腺癌
6. 鉴别深在性胃炎、肠炎与印戒细胞癌及黏液腺癌
7. 鉴别术前接受化疗和/或放疗所产生的相关的变化与肿瘤
8. 鉴别坏死:缺血性坏死、肿瘤性坏死
9. 准确识别憩室、异位组织等良性病变

病例 1　肝上皮样血管平滑肌脂肪瘤

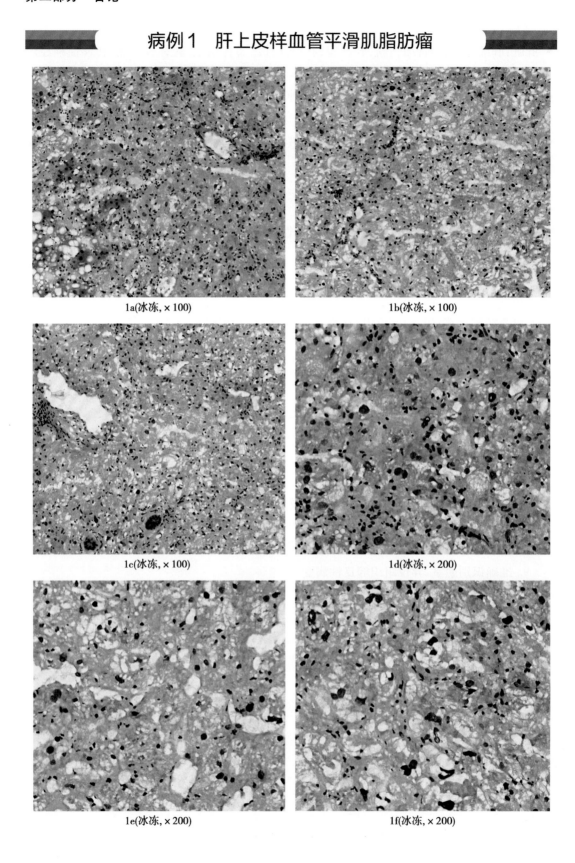

1a(冰冻, × 100)

1b(冰冻, × 100)

1c(冰冻, × 100)

1d(冰冻, × 200)

1e(冰冻, × 200)

1f(冰冻, × 200)

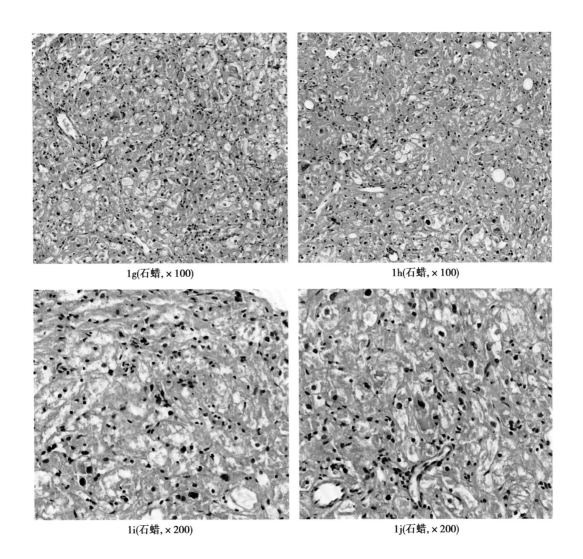

1g(石蜡,×100)　　　　　　　　　　1h(石蜡,×100)

1i(石蜡,×200)　　　　　　　　　　1j(石蜡,×200)

基本资料　女性,53岁,肝占位。

大体检查　不整形肝组织一块,大小5cm×5cm×2cm,书页状切开,可见一肿物,大小1.9cm×1.5cm×1.5cm,切面灰白灰粉,界尚清,实性,距肝被膜0.4cm,邻近基底切缘。

镜下表现　肿瘤细胞弥漫状排列、上皮样,细胞胞膜不清,云雾状,细胞胞质丰富,胞质粉染,少部分细胞质透明样变,可见脂肪空泡(a~c,d~f),薄壁血管扩张,上皮样细胞间见小胆管(a、c)。可见奇异形的核瘤巨细胞(f),但核分裂象罕见。

诊断依据　肝上皮样血管平滑肌脂肪瘤(AML)由成熟脂肪、异常增生的血管、平滑肌样上皮样细胞以不同比例混合而成,一般脂肪组织成分占比较少,肿瘤缺乏包膜,边界尚清,脂肪组织较少时,可以多取材。周围肝组织多无肝硬化表现。

鉴别诊断　当缺乏典型厚壁畸形血管成分且冰冻脂肪成分制片困难时,可能被误诊为肝细胞肝癌,易造成冰冻诊断陷阱。肝细胞癌一般有乙型肝炎病史,肿瘤细胞排列成巢团状,细胞胞膜清楚,异型明显,可见坏死及核分裂象,周围肝组织有肝硬化。

病例2 肝局灶性结节状增生

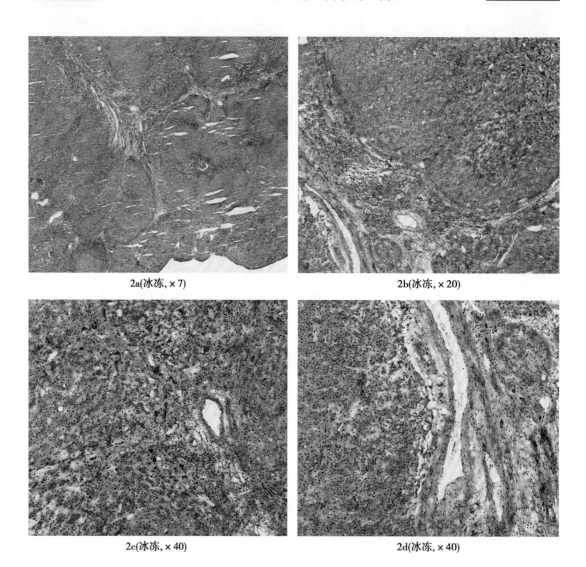

2a(冰冻,×7)

2b(冰冻,×20)

2c(冰冻,×40)

2d(冰冻,×40)

基本资料 女性,33 岁,体检发现肝右叶肿瘤。MRI 检查显示肝 S5/6 段肿瘤,大小 3.9cm×4.2cm,考虑局灶性结节样增生。

大体检查 灰黄组织,大小 1.8cm×1.5cm×0.2cm,全埋。

镜下表现 a,病灶内实质呈结节状,境界清楚,可见纤细的纤维分隔;b,显示明显的胆管增生和异常血管;c,纤维分隔内见淋巴细胞浸润;d,可见弯曲的血管,血管壁增厚。

诊断依据 孤立、无包膜、境界清楚的灰白肿物,常位于肝被膜下;大多数小于 5cm,有特征性的中央纤维化区;中央瘢痕由致密的纤维组织构成,内可见大量异常的血管,或血管壁肌层增厚或管腔狭窄,小胆管增生及淋巴细胞浸润;结节内无正常汇管区和中央静脉;典型的局灶性结节状增生缺乏核分裂象、多形性核和明显的核仁,但可有不同程度的细胞异型性。

鉴别诊断 肝局灶性结节状增生易误诊为肝细胞腺瘤、高分化肝细胞癌及各种类型单腺泡再生性肝细胞结节。鉴别主要依据充分取材观察典型形态特征。

注意 书页状切开,观察中央是否存在"中央瘢痕",瘢痕处注意取材。

病例 3　肝细胞肝癌

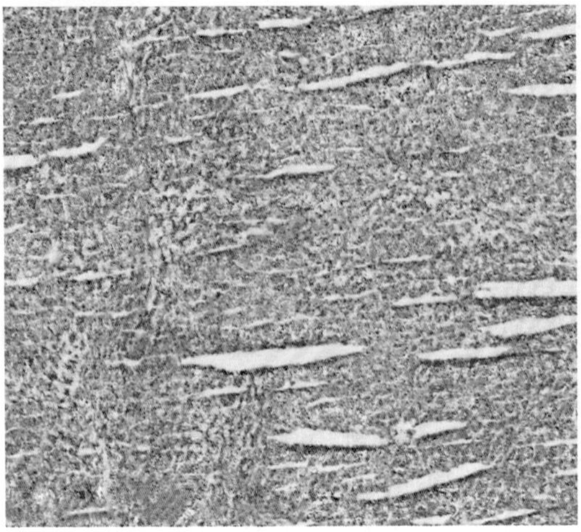

3a(冰冻, ×20)

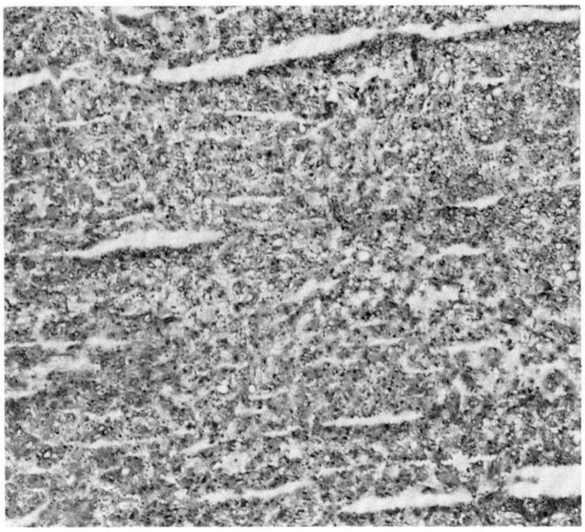

3b(冰冻, ×40)

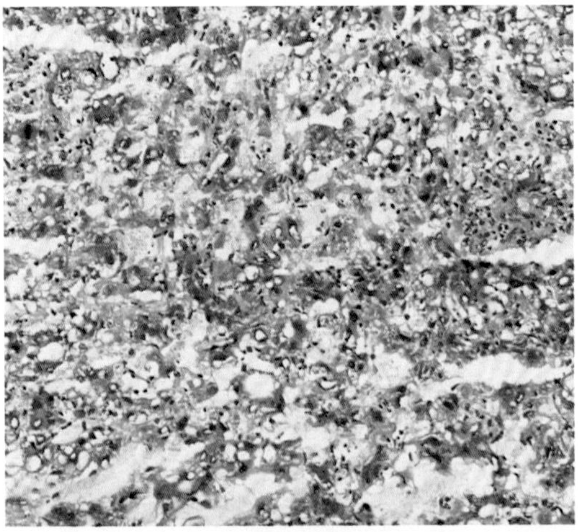

3c(冰冻, ×100)

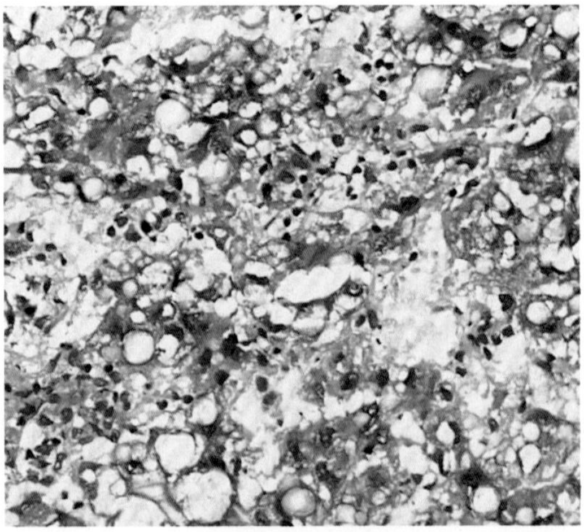

3d(冰冻, ×200)

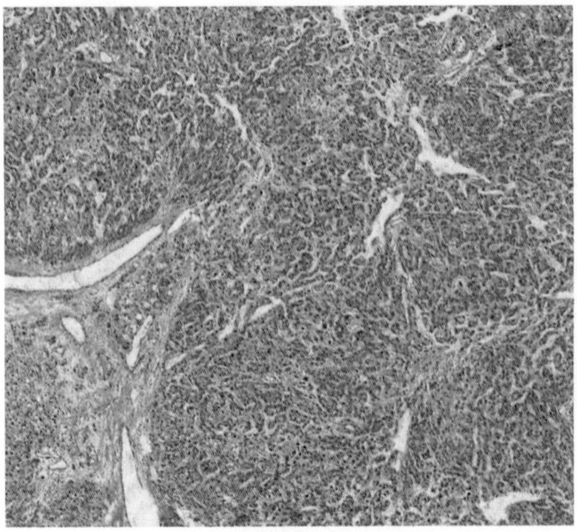

3e(石蜡, ×20)

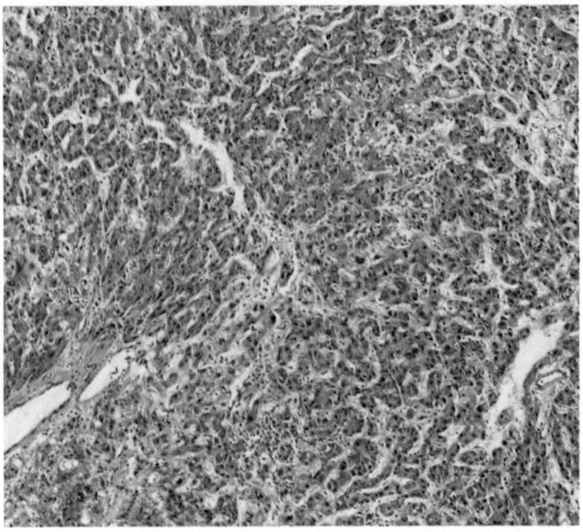

3f(石蜡, ×40)

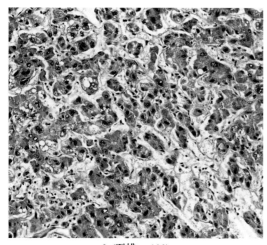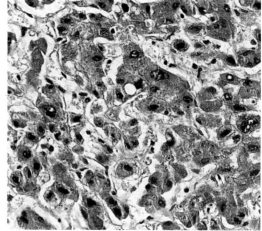

3g(石蜡,×100)　　　　　　　　　　3h(石蜡,×200)

基本资料　男性,52岁。

大体检查　灰黄质软组织一块,大小1.5cm×1.5cm×0.3cm,周围附少许肝组织,全埋。

镜下表现　低倍镜下显示肝细胞结节状增生,无汇管区(a);透明样变及脂肪样变性(b),核异型、深染,可见核分裂象,核仁明显(c、d);部分细胞胞质丰富,呈细颗粒状,细梁状排列(e、f);核深染,核多形性,核膜不规则(g、h)。

诊断依据　肝细胞多边形,胞质丰富,核大,显著核多形性,核分裂象易见,核仁突出,肝细胞板超过2个细胞厚;周围肝组织通常有肝硬化的背景,肿瘤分化好时与正常肝细胞相似;可能见到毛细胆管,这也支持肝脏起源;汇管区缺失。

鉴别诊断　冰冻中高分化肝细胞癌与肝细胞腺瘤难鉴别,需仔细寻找分化差的病灶,且可与周围非肿瘤性肝组织进行对照,但小梁的厚度、假腺管形成、高级别核异型性、核分裂象、脉管内癌栓、周围肝组织硬化等提示癌。

病例 4　肝周纤维脂肪组织-转移性腺癌

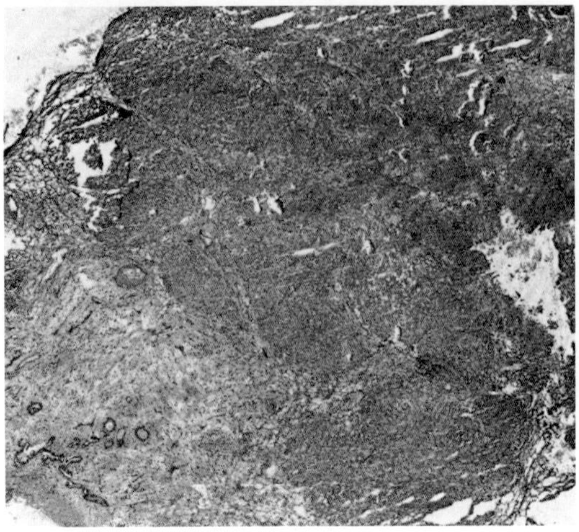

4a(冰冻, × 20)

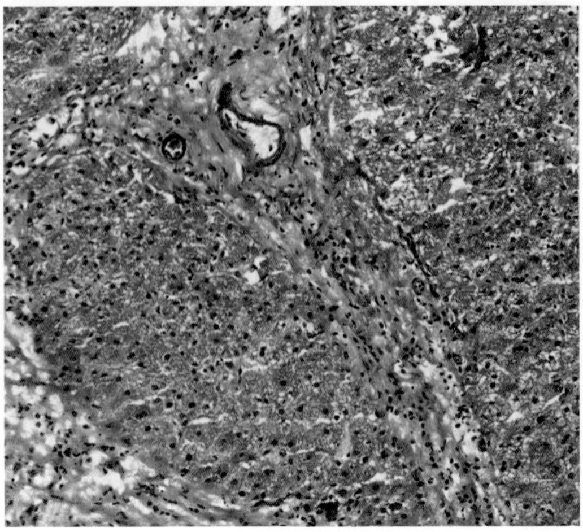

4b(冰冻, × 100)

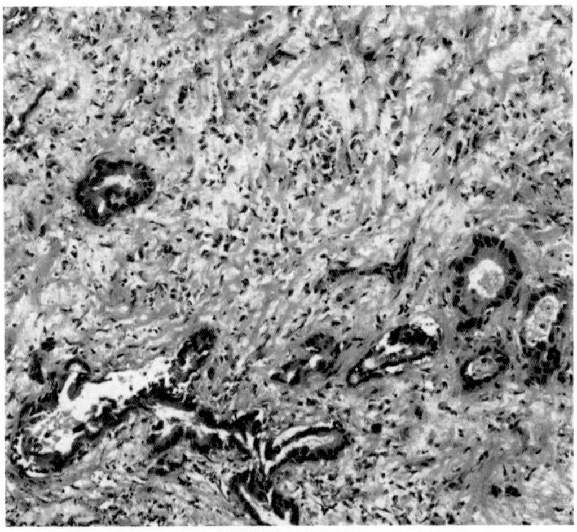

4c(冰冻, × 100)

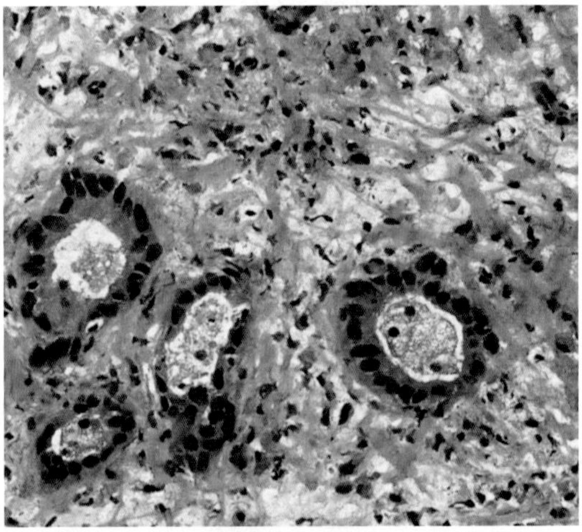

4d(冰冻, × 200)

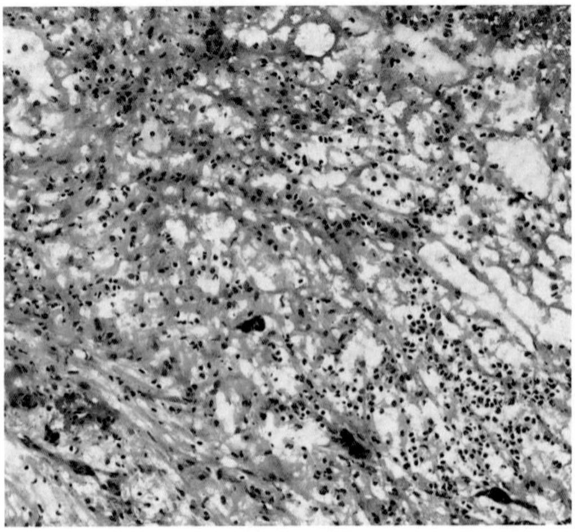

4e(冰冻, × 100)

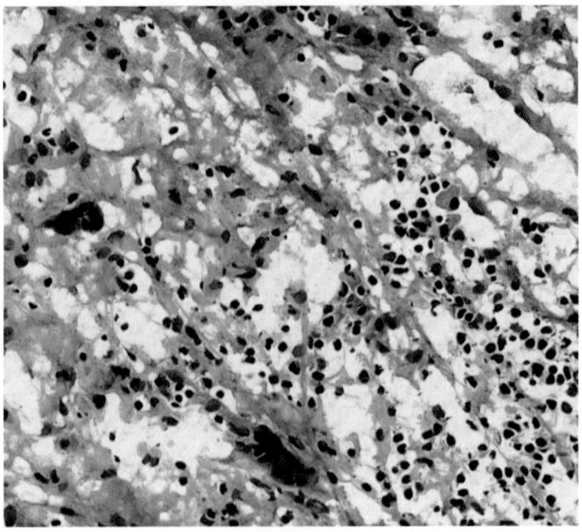

4f(冰冻, × 200)

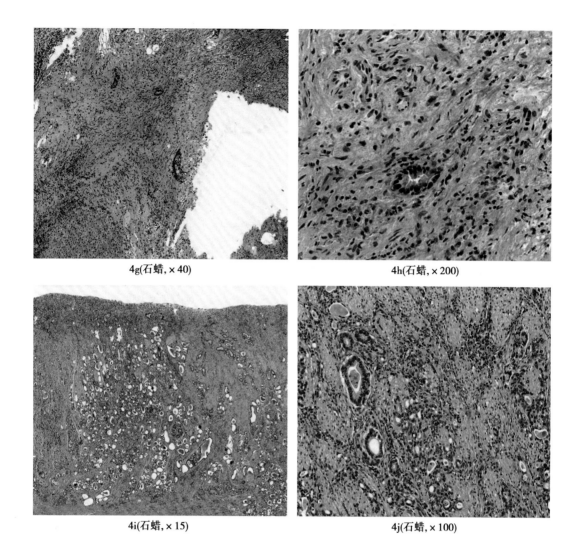

4g(石蜡,×40)   4h(石蜡,×200)

4i(石蜡,×15)   4j(石蜡,×100)

基本资料 女性,52岁,胃浸润溃疡型中-低分化腺癌(Lauren分型:肠型)术后。

大体检查 肝周纤维脂肪组织,大小1.2cm×1.0cm×0.5cm,一侧附肝脏。

镜下表现 肝周纤维组织内可见分化良好的腺管结构(a~d),这需要与胆管腺瘤和错构瘤相鉴别。分图b示正常肝组织,未受累;腺管大小不一,细胞异型,胞质缺乏黏液,胞核增大、深染。有明显的间质淋巴细胞、浆细胞反应(e、f)。g、h为该例术后石蜡切片。i、j为胃的原发灶,中-低分化腺癌,比肝周纤维组织中的肿瘤分化要差。

诊断依据 胃癌病史、腺管异形性及明显的间质反应。

鉴别诊断 胆管、胃的肿瘤可直接扩散累及肝。本病例有胃腺癌病史,首先考虑胃癌转移。冰冻快速诊断时,要注意患者病史。冰冻时要考虑因人工造成的假象,需与胆管腺瘤鉴别,主要依据腺管和细胞的异形性和间质反应。

153

病例5　结肠壁印戒细胞癌浸润

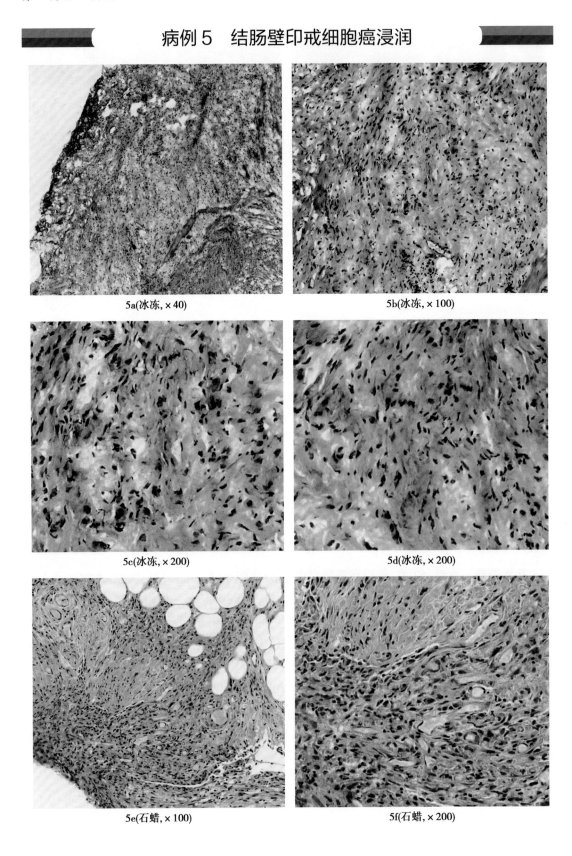

5a(冰冻,×40)

5b(冰冻,×100)

5c(冰冻,×200)

5d(冰冻,×200)

5e(石蜡,×100)

5f(石蜡,×200)

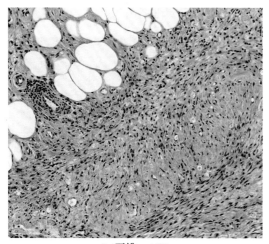
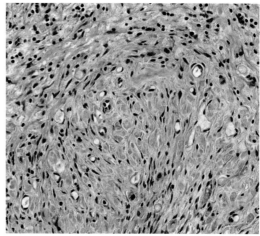

5g(石蜡,×100)　　　　　　　　　　　　5h(石蜡,×200)

基本资料　男性,45岁,胃印戒细胞癌活检术后。

大体检查　结肠壁组织,灰白组织一块,大小0.8cm×0.5cm×0.2cm。

镜下表现　纤维组织内见少量异型癌细胞散在分布,胞质略红,核大、深染,个别核位于一侧。肿瘤细胞小,缺乏腺体结构,以及伴有炎症和纤维母细胞反应,所有这些改变会使冰冻确诊非常困难(a~d)。癌细胞单个或片状浸润结肠壁,细胞圆形或卵圆形,胞质内黏液丰富,将细胞核压向一侧,细胞形似印戒。印戒细胞癌在年轻人中发病率较高,常伴有显著的炎症和纤维化,由于肿瘤细胞不明显,易漏诊(e~h)。

诊断依据　病史、细胞形态及浸润性生长方式均提示为恶性。

鉴别诊断　注意胃癌病史,如术中冰冻诊断困难,可以加染术中冰冻切片免疫组织化学AE1/AE3阳性可帮助确诊。

病例6 直肠神经内分泌癌合并腺瘤

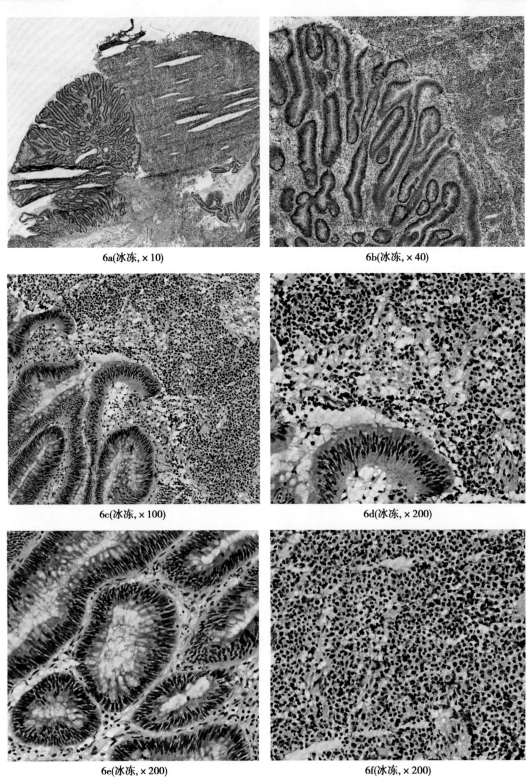

6a(冰冻, × 10)

6b(冰冻, × 40)

6c(冰冻, × 100)

6d(冰冻, × 200)

6e(冰冻, × 200)

6f(冰冻, × 200)

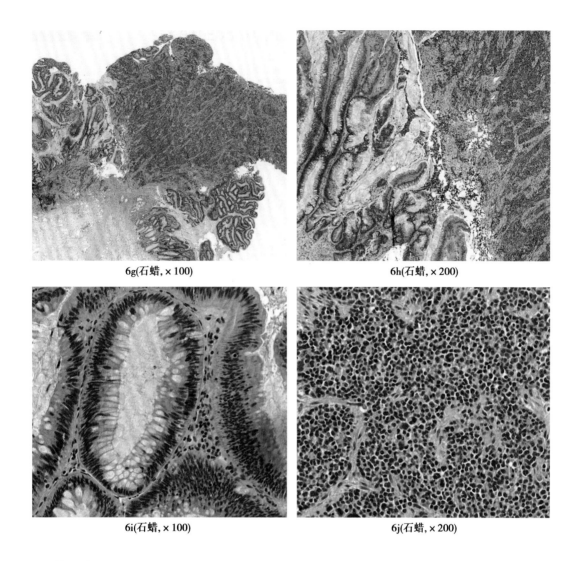

6g(石蜡,×100)

6h(石蜡,×200)

6i(石蜡,×100)

6j(石蜡,×200)

基本资料 男性,58 岁。

大体检查 肠管一段,长 20.5cm,上切缘宽 6.5cm,下切缘宽 8.5cm,紧邻下切缘可见一宽蒂息肉状肿物,大小 1.5cm×1.0cm×0.7cm。

镜下表现 肿瘤主要位于黏膜层,局部浸透黏膜肌层达黏膜下层(g)。肿瘤有两种形态,其一为绒毛管状腺瘤(a、b、g、h),腺体腺管状排列,核拉长且有异型性(e、i);有些核呈栅栏状排列,核没有达细胞表面,顶端显示细胞有黏液产生,呈低级别异型增生(i);另一种形态位于肿瘤中央,细胞密集,缺乏腺管结构,分化较差,染色较深,以纤细的纤维血管为轴心,呈梁索状、片状或巢团排列(a~c)。细胞大小较一致,由圆形至卵圆形的细胞构成,胞质少,染色质颗粒状,核仁不明显(d、f、g、j)。

诊断依据 本例肿瘤为腺瘤合并神经内分泌癌,两者均有各自典型的特征。

鉴别诊断 神经内分泌癌成分需与低分化腺癌、恶性淋巴瘤相鉴别。免疫组织化学 Syn、ChrA、CD56 阳性支持神经内分泌肿瘤,AE1/AE3 阳性支持低分化腺癌,LCA 阳性支持淋巴瘤。

病例 7　胃窦结肠韧带恶性肿瘤

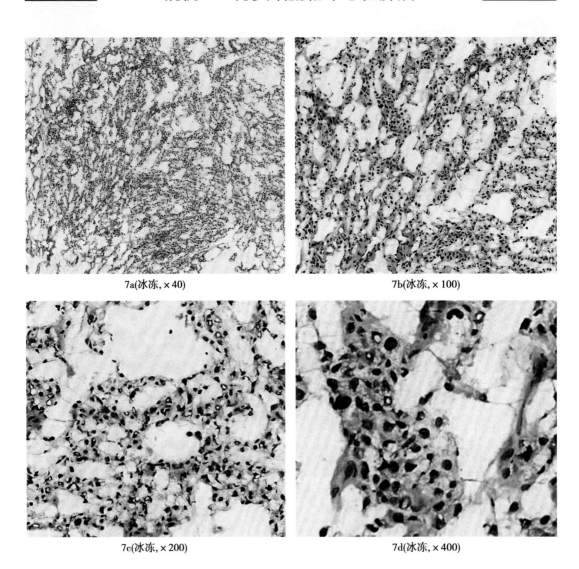

7a(冰冻,×40)

7b(冰冻,×100)

7c(冰冻,×200)

7d(冰冻,×400)

基本资料 女性,59 岁,发现腹腔肿瘤。

大体检查 (胃窦结肠韧带肿物)灰白多结节状肿物,大小 7.3cm×5.0cm×2.7cm,已剖开,表面尚光,切面灰白灰粉,部分区域灰褐伴出血,局部囊性变,质细腻略透明,未见明确坏死。

镜下表现 低倍镜下肿瘤细胞排列较疏松,似乎黏液样背景中可见细胞散在分布,缺乏可识别的生长方式。高倍镜下部分细胞胞质丰富,略红染,呈上皮样,核染色质深染,可见坏死及核分裂象(a~d)。

冰冻诊断 恶性肿瘤,考虑间叶组织来源的肿瘤,需与胃肠道间质瘤、平滑肌肉瘤、脂肪肉瘤、恶性间皮瘤等进行鉴别诊断。

术后病理诊断 分化方向不明确的恶性肿瘤,伴坏死,核分裂象>10 个/10HPF,间质广泛黏液变性。建议行 *C-Kit*、*PDGFRA* 等基因检测除外胃肠道外间质瘤。免疫组织化学检查提示:Vimentin(3+),CD117(1+),CD34(−),DOG-1(−),AE1/AE3(−),S100(−),Desmin(−),SMA(−),Myoglobin(−),CD31(−),CR(−),MC(−),BCL2(−),Ki-67(+15%)。

病例 8 胃切缘阴性

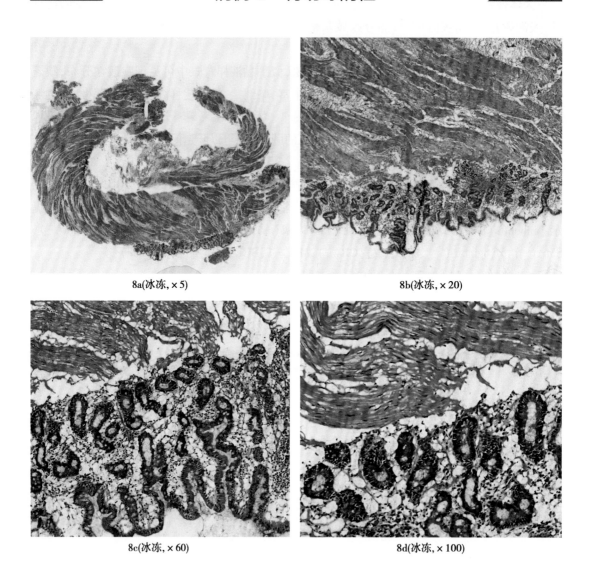

8a(冰冻,×5)

8b(冰冻,×20)

8c(冰冻,×60)

8d(冰冻,×100)

基本资料 男性,59 岁;行扩大切除胃标本:胃浸润溃疡型低分化腺癌(Lauren 分型:弥漫型)。

大体检查 胃下切缘,胃组织一条,1.0cm×0.2cm。

镜下表现 胃黏膜切缘未见肿瘤(a~d)。注意低分化腺癌一般固有肌层及浆膜可能存在癌,所以切缘必须是全厚度,而不是仅包括黏膜和黏膜下层。

病例9 胃切缘阳性

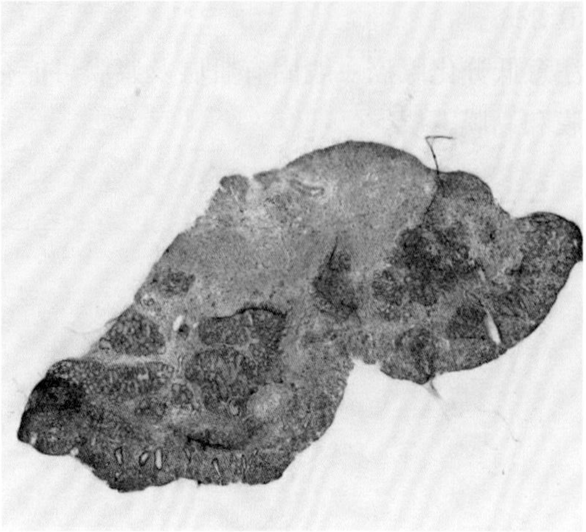

9a(冰冻,×10)

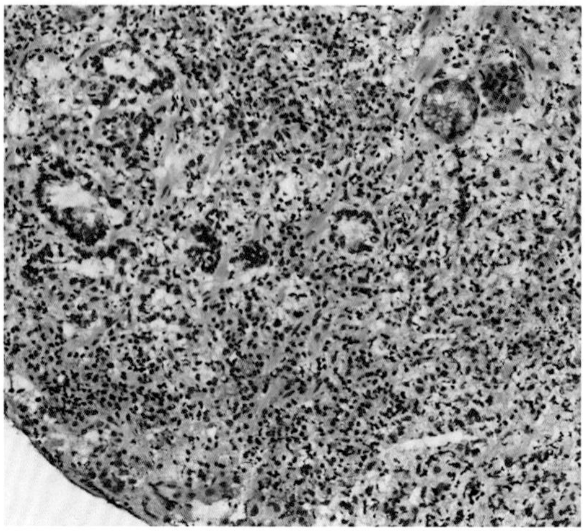

9b(冰冻,×100)

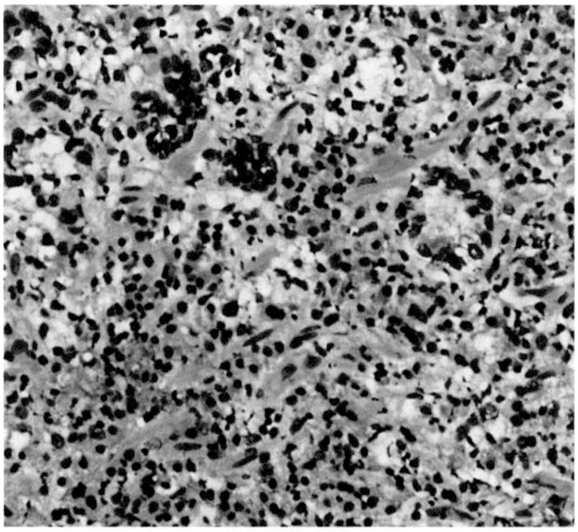

9c(冰冻,×200)

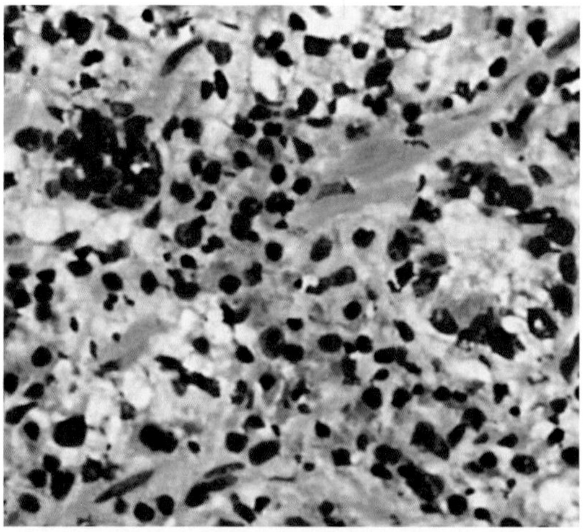

9d(冰冻,×400)

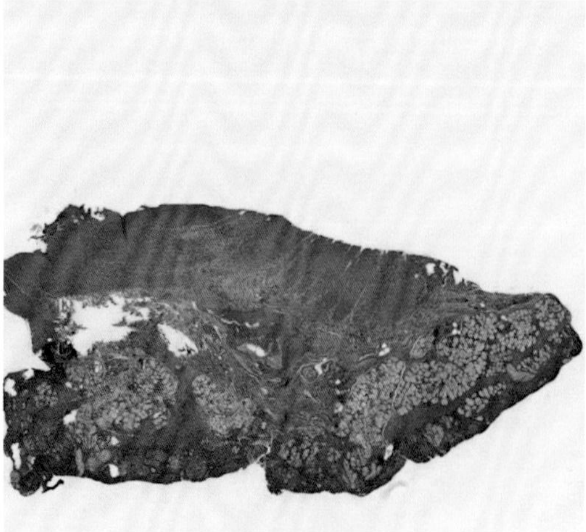

9e(石蜡,×10)

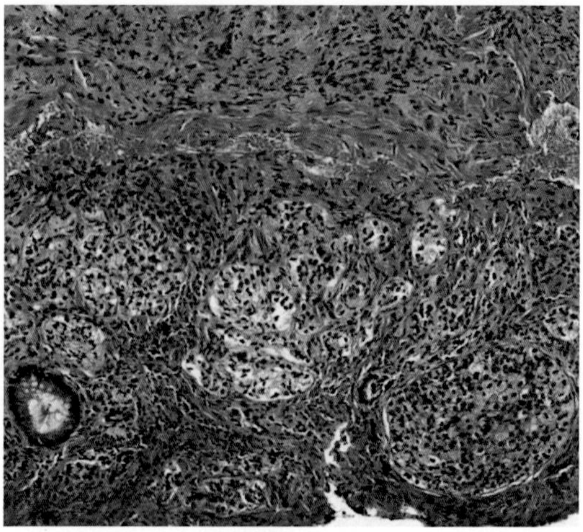

9f(石蜡,×100)

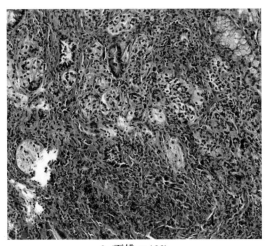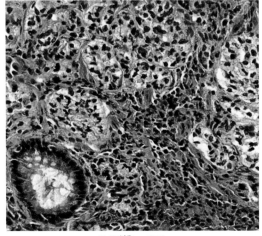

9g(石蜡,×100)   9h(石蜡,×400)

基本资料 男性,59岁;行扩大切除胃标本:胃浸润溃疡型低分化腺癌(Lauren分型:弥漫型)。

大体检查 胃上切缘,胃组织一条,1.2cm×0.3cm。

镜下表现 于黏膜及黏膜下层见肿瘤组织,部分肿瘤细胞排列呈腺管状,核质比增大(a~h),可见核仁,部分肿瘤细胞的胞质丰富、透亮,核大(b、d、f、h),散在分布,浸润固有肌层(a、c)。

鉴别诊断 弥漫型胃腺癌的诊断是进行冰冻切片诊断最困难的问题之一,尤其是印戒细胞癌在冰冻切片上需与组织细胞和淋巴细胞等进行区分。肿瘤细胞聚集,细胞质黏蛋白空泡,核染色质深染等特征支持诊断。

病例 10 胃切缘阳性

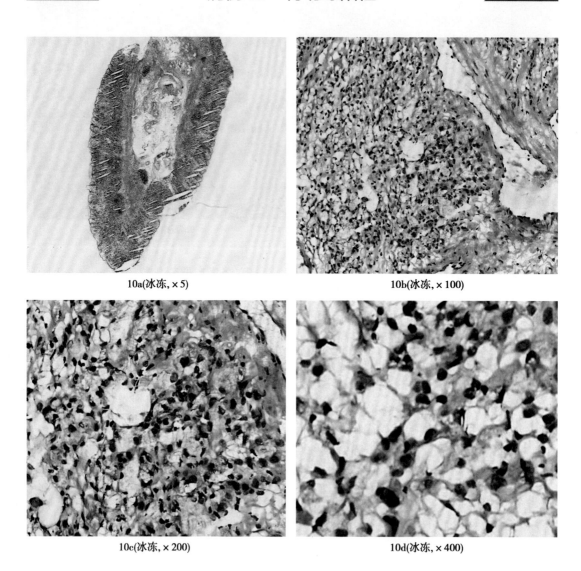

10a(冰冻,×5)

10b(冰冻,×100)

10c(冰冻,×200)

10d(冰冻,×400)

基本资料 男性,63 岁,临床提示胃癌。

大体检查 黏膜组织一条,长 1cm,宽 0.3cm,全埋。

镜下表现 表面黏膜固有层内腺体结构完整(a);血管周围可见细胞圆形或卵圆形弥漫分布(b);部分胞质略红,核质比高,核大、深染,核仁可见(d);部分细胞胞质丰富、透明、将细胞核压向一侧,细胞形似印戒(c)。

诊断依据 肿瘤细胞弥漫分布,细胞质黏液丰富,将细胞核压向一侧,细胞形似印戒,核染色质深染。

鉴别诊断 冰冻时需与泡沫样组织细胞鉴别,后者疏松而有序排列,细胞无异型性,PAS 染色阴性;还需除外其他部位转移性癌。

病例 11 网膜转移性癌

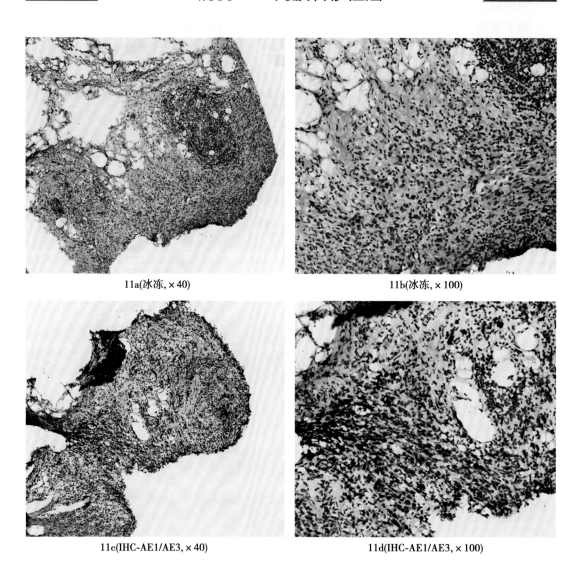

11a(冰冻, ×40)

11b(冰冻, ×100)

11c(IHC-AE1/AE3, ×40)

11d(IHC-AE1/AE3, ×100)

基本资料 女性,46岁,胃恶性肿瘤。

大体检查 灰黄质软组织,直径0.4cm。

镜下表现 纤维脂肪组织中见核大异型细胞(a、b),结合病史,符合转移性癌。

诊断依据 胃癌病史及细胞异形性。

鉴别诊断 诊断困难时,加染术中冰冻切片免疫组织化学 AE1/AE3,阳性可帮助确诊(c、d)。

病例 12 胆管下切缘阳性

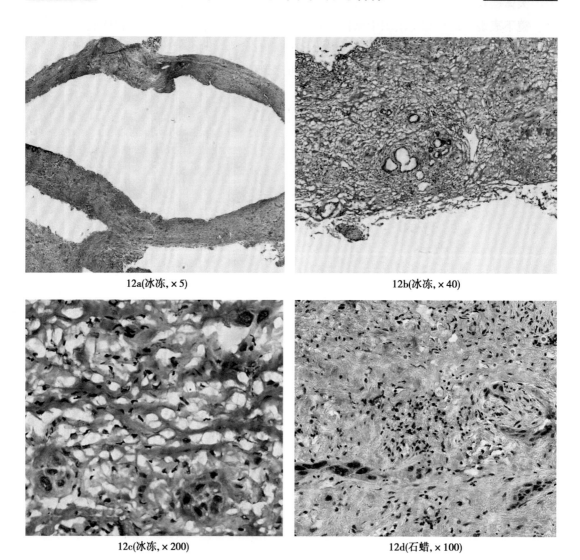

12a(冰冻, × 5)

12b(冰冻, × 40)

12c(冰冻, × 200)

12d(石蜡, × 100)

基本资料　男性,69 岁。

大体检查　管状组织,直径 1.5cm,长 0.3~0.5cm,全埋。

镜下表现　肌层局灶区可见分化良好的腺管结构(a);腺管大小不一,胞质含黏液,冰冻时需与 R-A 窦鉴别;细胞异型性明显,腺管周围间质纤维化(b);周边散在分布无腺管结构的低分化癌细胞(c);核质比高,可见神经侵犯(d)。

诊断依据　肿瘤病史及异形性。

鉴别诊断　仔细观察细胞异形性及浸润性生长方式有助于准确诊断。

（石素胜　刘景波　刘丽）

第五章

泌尿系统肿瘤

一、外科关注点

1. 肿瘤或非肿瘤性疾病

2. 肿瘤性病变的定性(来源,良恶性,原发或转移)

3. 肿瘤是否累及肾周脂肪或肾上腺

4. 是否有静脉瘤栓

5. 淋巴结取样

6. 输尿管或膀胱切缘

二、大体标本检查要点

1. 处理标本前仔细阅读申请单信息及临床检查所见。

2. 辨认输尿管、肾上腺、大血管壁等特殊结构。

3. 连续最大面剖开标本,辨认病变,测量大小,观察囊实性(囊液质地、颜色),评价质地、边界及与特殊解剖结构的关系。

三、最常见的诊断

1. 儿童肾肿瘤和瘤样病变

2. 成人肾肿瘤

- 肾细胞癌
- 肾腺瘤
- 肾血管平滑肌脂肪瘤
- 肾肉瘤
- 肾淋巴造血系统增生性疾病及肿瘤
- 转移性肿瘤

3. 肾盂及输尿管肿瘤(尿路上皮癌)

4. 膀胱肿瘤及非肿瘤性病变

- 子宫内膜异位症及相关的米勒上皮源性病变
- 膀胱尿路上皮癌
- 膀胱腺癌
- 膀胱鳞癌
- 膀胱神经内分泌癌
- 膀胱淋巴上皮瘤样癌
- 膀胱副神经节瘤
- 消化道肿瘤侵犯膀胱

四、常见鉴别诊断难点

1. 肾细胞或尿路上皮细胞来源肿瘤的鉴别
2. 子宫内膜异位症与腺癌的鉴别
3. 消化道肿瘤侵犯膀胱

病例 1 嫌色性肾细胞癌

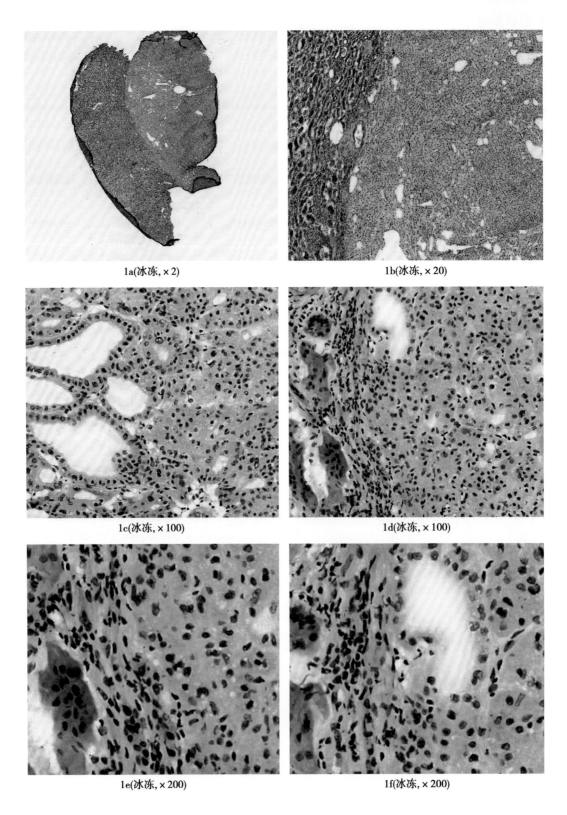

1a(冰冻,×2)

1b(冰冻,×20)

1c(冰冻,×100)

1d(冰冻,×100)

1e(冰冻,×200)

1f(冰冻,×200)

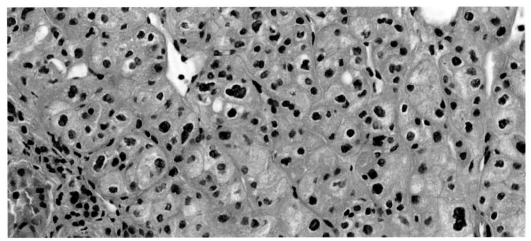

1g(石蜡, × 200)

基本资料　女性,47 岁,体检发现肾脏占位。

大体检查　灰褐色不整形组织,大小 3.5cm×2.5cm×1.0cm。

镜下表现　肿瘤与周围正常组织边界清楚(a)。肿瘤细胞排列呈腺样或巢状(b),提示上皮来源。肿瘤细胞胞质嗜酸,细胞核不规则皱缩,有异型(c~g)。

诊断依据　嫌色性肾细胞癌大体所见为边界清楚的肿块,呈浅棕色或褐色(经固定液处理前)。镜下呈实性巢状或腺样结构,可见纤维间隔。肿瘤细胞呈多角形,细胞膜厚而清晰,胞质嗜酸,毛玻璃样,细胞核不规则,可见双核,常见核周空晕。肿瘤内常可见偏心性或玻璃样变的厚壁血管,这与透明细胞性肾细胞癌中的薄壁血管不同。

鉴别诊断　需与胞质嗜酸的透明细胞性肾细胞癌和嗜酸细胞腺瘤鉴别,鉴别依据其特征性典型形态,冰冻鉴别诊断困难。

病例 2　多房性囊性肾细胞癌

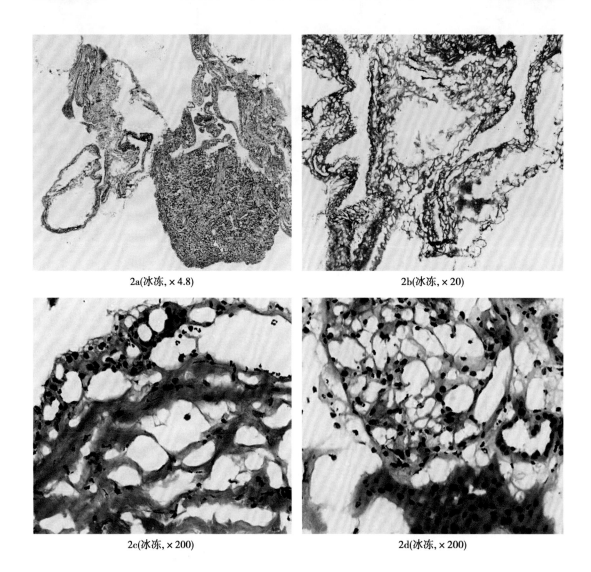

2a(冰冻, × 4.8)

2b(冰冻, × 20)

2c(冰冻, × 200)

2d(冰冻, × 200)

基本资料　男性,45 岁,1 周前体检发现右肾占位。CT 检查示右肾中部肿物,最大径约 4.5cm。

大体检查　灰褐、金黄不整形组织,大小 3.0cm×2.5cm×1.0cm,部分呈囊皮样。

镜下表现　低倍镜下显示病变呈囊实性(a);见多个囊腔(b);囊壁被覆单层或复层胞质透明的细胞(c);实性区亦可见巢状透明细胞成分,穿插在正常肾组织内(d)。

诊断依据　多房性囊性肾细胞癌大体所见为界限清楚的囊性肿物。镜下见间质纤维间隔构成的多个囊腔,囊腔常被覆单层上皮,也可见复层上皮。上皮细胞扁平或肥胖,胞质透明,细胞核小而深染。

鉴别诊断　多房性囊性肾细胞癌需与肾单纯囊性病变鉴别,后者被覆单层扁平或柱状上皮细胞。肿瘤细胞巢需与囊肿内泡沫细胞鉴别,后者常伴炎症反应,细胞缺乏异型性。

病例3 肾血管平滑肌脂肪瘤

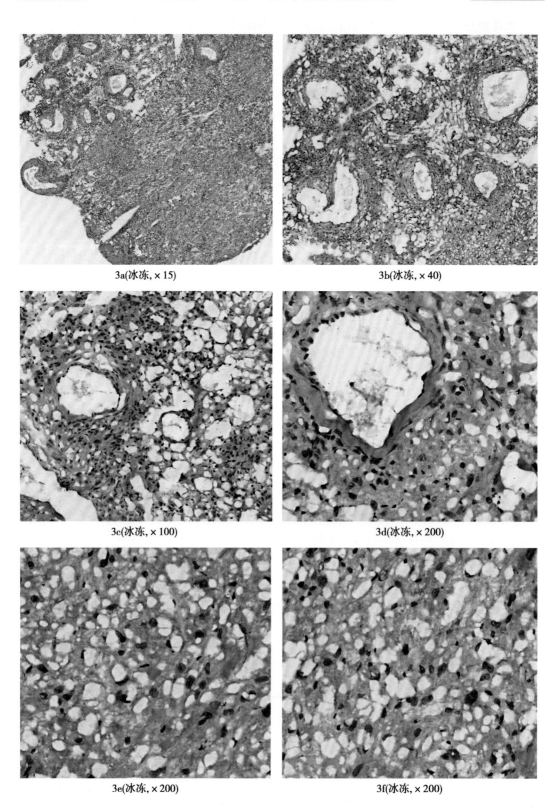

3a(冰冻, ×15)

3b(冰冻, ×40)

3c(冰冻, ×100)

3d(冰冻, ×200)

3e(冰冻, ×200)

3f(冰冻, ×200)

基本资料　男性,44 岁,体检发现右肾占位。MRI 检查示右肾中部 1cm 外凸肿瘤,考虑小肾癌。

大体检查　灰白、灰黄不整形组织,大小 3.8cm×2.5cm×1.0cm,质韧。

镜下表现　肿瘤内可见畸形厚壁血管、脂肪细胞及胞质红染的上皮样细胞(a、b)。上皮样细胞在血管周围呈套袖样排列(c、d)。无腺样或巢状排列。注意冰冻切片中的脂肪组织可能被误认为人工假象。部分肿瘤细胞胞质呈残噬样(e、f)。

诊断依据　血管平滑肌脂肪瘤大体所见为边界清楚但无包膜的肿块。镜下可见多少不等的三种成分:成熟的脂肪组织、畸形厚壁血管和平滑肌。平滑肌多呈梭形,也可呈上皮样。上皮样平滑肌脂肪瘤中的上皮样细胞,多呈巢状或片状排列,胞质含丰富的嗜伊红颗粒,可见泡状核。细胞常在血管周围呈放射状排列。

鉴别诊断　肾血管平滑肌脂肪瘤需与肾的纤维瘤鉴别,后者纤维细胞呈紧密束状排列,成分相对单一。以平滑肌成分为主的血管平滑肌脂肪瘤需要鉴别肾细胞癌的肉瘤成分;以脂肪为主时可能与高分化脂肪肉瘤鉴别困难。

（梁晶　王亚希）

女性生殖系统肿瘤

一、外科关注点

1. 明确病变性质（良性、交界性或恶性）
2. 病变累及范围（大网膜等）
3. 术中淋巴结冰冻
4. 原发与转移的鉴别

二、大体标本检查要点

1. 处理标本前仔细阅读临床送检申请单，明确临床送检目的。
2. 区分正常组织及病变组织。
3. 记录病变的大小及性质。
4. 卵巢肿瘤取材时，最重要的大体指标是肿瘤大小、单侧或双侧、切面是囊性还是实性。对于囊性病变，需要注意囊壁内外侧是否有乳头状生长的区域，是否有实性的区域及所占比例。

三、最常见的诊断

1. 子宫

（1）肿瘤性病变

• 子宫内膜不典型增生

- 子宫内膜样癌
- 子宫内膜浆液性癌
- 子宫内膜透明细胞癌
- 宫颈腺癌
- 腺肉瘤
- 平滑肌瘤
- 平滑肌肉瘤
- 子宫内膜间质肿瘤
  （2）非肿瘤性病变
- 子宫腺肌病
- 子宫内膜息肉
- 宫颈息肉
  2. 卵巢
  （1）肿瘤性病变
- 浆液性肿瘤（良性、交界性、恶性）
- 黏液性肿瘤（良性、交界性、恶性）
- 内膜样肿瘤
- Brenner 肿瘤（良性、交界性、恶性）
- 透明细胞癌
- 腺纤维瘤
- 粒层细胞瘤
- 卵泡膜瘤
- 纤维瘤
- 生殖细胞肿瘤（畸胎瘤、卵黄囊瘤、无性细胞瘤、胚胎性癌、绒毛膜癌、混合性生殖细胞肿瘤）
- 转移性肿瘤
  （2）非肿瘤性病变
- 子宫内膜异位囊肿
- 卵巢包涵囊肿
- 卵泡囊肿
- 黄体囊肿
- 卵巢黄素囊肿

四、常见鉴别诊断难点

1. 子宫内膜复杂性不典型增生及低级别子宫内膜样腺癌。

2. 卵巢原发黏液性肿瘤与继发性黏液性肿瘤。

3. 卵巢交界性及恶性上皮性肿瘤的鉴别（冰冻中诊断的交界性肿瘤，在术后有 1/4 经过充分取材诊断为恶性）。

4. 成熟性及未成熟性畸胎瘤。

病例 1 未成熟性畸胎瘤

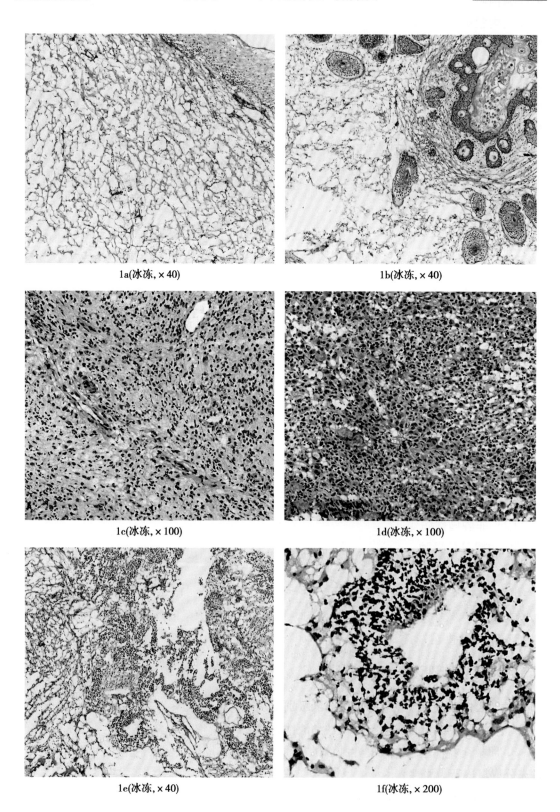

1a(冰冻, ×40)

1b(冰冻, ×40)

1c(冰冻, ×100)

1d(冰冻, ×100)

1e(冰冻, ×40)

1f(冰冻, ×200)

基本资料　女性,27 岁,下腹痛 3 个月余,检查发现左侧附件区占位。

大体检查　灰粉组织,大小 5.0cm×3.0cm×2.3cm,包膜完整,切面灰白灰粉、质韧。

镜下表现　镜下可见肿瘤由 3 个胚层的成熟或未成熟组织组成,可见皮肤组织(a)、毛囊组织(b)、神经组织(c、d)和原始神经管(e、f)。

诊断依据　未成熟性畸胎瘤含有数量不等的未成熟的神经外胚层组织或胚胎性成分,通常为未成熟的神经外胚层组织。本例患者年轻,肿瘤成分包含多个胚层组织,并且可以看到原始神经管成分,这些原始神经管由原始的小蓝圆细胞组成,胞质少,局部有形成管的趋势,因此诊断为未成熟性畸胎瘤。在术中快速冰冻时,取材医师应充分剖检标本,选择偏实性区域进行冰冻制片,不要只选择囊性区域,以免漏检;在术中快速冰冻报告中,不需要对未成熟性畸胎瘤进行分级,待石蜡切片充分取材再分级。

鉴别诊断　本例鉴别诊断的要点主要在于对未成熟性神经外胚层成分原始神经管的认识,原始神经管需要与淋巴细胞、小脑组织、视网膜及室管膜成分进行鉴别,前者细胞原始,层次多,核分裂象及凋亡小体常见,而后面几种都有其特征形态结构,核分裂象罕见。

病例2　环状小管性索瘤

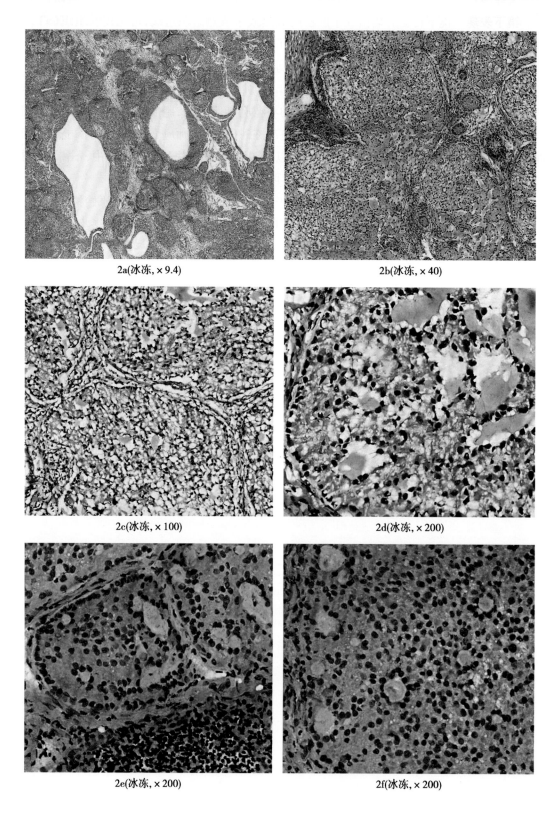

2a(冰冻, ×9.4)

2b(冰冻, ×40)

2c(冰冻, ×100)

2d(冰冻, ×200)

2e(冰冻, ×200)

2f(冰冻, ×200)

基本资料　女性,14 岁,腹痛 1 周余,检查发现盆腔占位。

大体检查　灰黄实性组织一块,大小 3.5cm×2.2cm×0.6cm,局部质地细腻。

镜下表现　本例为不伴 P-J 综合征(Peutz-Jeghers syndrome,PJS)病例,可见肿瘤细胞呈环状小管相互盘绕,形成"大管套小管"特征性结构(a、b),小管内有基底膜样物质构成的嗜酸性透明样小体,间质玻璃样变性(c、d),细胞核为圆形或卵圆形,可见小核仁,核呈两排"对级"排列(e、f)。

诊断依据　环状小管性索瘤(SCTAT)是由简单型和复杂型环形小管构成独特结构的性索-间质肿瘤。简单型小管呈环形,细胞核位于外周,围绕中央基底膜样物质构成的透明小体,其间是无核的胞质区,构成了环形结构的主要部分。复杂型的小管数量更多,由相通的环形结构围绕着多个透明小体,其病理学变化很大,主要取决于两种临床类型:一种伴有PJS,常常为多灶性、双侧性,镜下可见伴有环形小管结构的微小肿瘤,还可以出现钙化;另一种不伴 PJS,常常为单侧病灶,其病理形态正如本例所示。

鉴别诊断　不伴 PJS 的环状小管性索瘤需要与神经内分泌癌、微滤泡性粒层细胞瘤、高分化支持细胞瘤和性腺母细胞瘤鉴别,鉴别依据其特征性典型形态。

病例 3 支持-间质细胞瘤
（Sertoli-Leydig 细胞瘤）

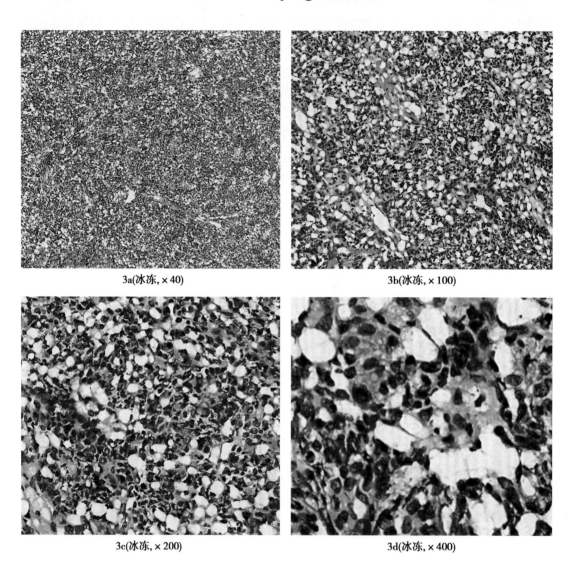

3a(冰冻,×40)

3b(冰冻,×100)

3c(冰冻,×200)

3d(冰冻,×400)

基本资料　女性，37 岁，因停经后检查发现右侧卵巢占位，睾酮增高 1 年半，逐渐加重。

大体检查　灰黄片状组织，大小 1.6cm×1.6cm×0.3cm，质地较软。

镜下表现　本例为 Sertoli-Leydig 细胞瘤（SLCT），可见较密集的短梭形细胞呈片状或者"绸缎样"排列（a、b），有时可见瘤细胞有形成小管的倾向，核分裂象多见，典型的 Leydig 细胞极少，胞质丰富、嗜酸（c、d）。

诊断依据　SLCT 是由不同比例、不同分化程度的支持细胞及 Leydig 细胞构成，按照支持细胞小管形成程度，组织学上分为高分化、中分化、低分化及网状型。在冰冻切片中，低倍镜下可见肿瘤细胞弥漫成片分布，局部似乎可见一些挤压的管腔结构，Sertoli 细胞中-重度异型，染色质较深，核呈卵圆形或梭形，局部还可呈肉瘤样形态，核分裂象可以达到 20 个/10HPF，伴有间质水肿，Leydig 细胞很少（通常高分化 SLCT 可见较多的 Leydig 细胞），根据以上的形态学特点，将此例诊断为性索间质肿瘤，倾向中-低分化 SLCT。

鉴别诊断　当肿瘤细胞分化较差时，SLCT 需与成年型粒层细胞瘤鉴别。前者肿瘤细胞核深染，短梭形或弥漫分布的瘤细胞间可以见到实心或空心的管状结构，局部还可以见到 Leydig 细胞；后者肿瘤细胞核淡染，束状或弥漫分布结构内可见微滤泡结构。临床上，SLCT 以雄激素增高为主，成年型粒层细胞瘤则以雌激素增高多见。另外，梁状型类癌可能与中-低分化的 SLCT 相混淆，可以通过石蜡切片后免疫组织化学检测 CD56、CgA 及 Syn 来鉴别。

病例4 卵巢转移性低分化腺癌

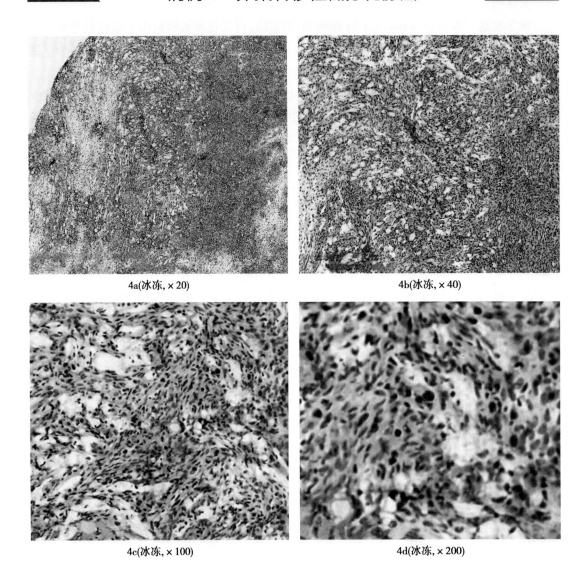

4a(冰冻, ×20)

4b(冰冻, ×40)

4c(冰冻, ×100)

4d(冰冻, ×200)

基本资料　女性,38 岁,月经不规律 2 个月余,腹胀 1 个月余,检查发现双侧附件区占位。

大体检查　灰白灰红片状组织,大小 4.0cm×2.0cm×0.2cm,质地中等偏韧。

镜下表现　低倍镜下可见假小叶样的排列方式,卵巢组织部分间质水肿,局部富于细胞,肿瘤细胞不明显(a、b);高倍镜下增生的纤维组织中散在分布核大异型细胞,核偏位,部分胞质嗜酸,部分胞质淡染,富含黏液,在卵巢间质中显得较突兀(c、d)。

诊断依据　本例根据卵巢间质中散在分布异型细胞,部分富含黏液,未形成癌巢或肿瘤结节,考虑转移性癌的可能。卵巢最常见的转移性肿瘤多数来自消化道,伴有印戒样细胞的卵巢转移性低分化腺癌近 70% 来自胃癌,又称 Krukenberg 瘤,肿瘤通常为双侧发生。本例患者虽然没有胃癌病史,但是影像学检查提示,双侧附件区占位性病变,再结合以上的组织学特点,考虑转移癌的可能,建议临床全面检查消化道等部位。患者半个月后进行了上消化道内镜检查,发现胃体大弯侧浅表凹陷型病变,活检证实为腺癌。

鉴别诊断　当背景间质过度增生时,需要与卵巢的良性间质细胞肿瘤鉴别,例如纤维瘤、富于细胞的纤维瘤、卵泡膜纤维瘤、硬化性间质瘤和印戒样间质肿瘤。因此在冰冻阅片过程中,不仅要在低倍镜下全面评估病变,还要在高倍镜下仔细寻找这些异型较小的转移癌细胞,同时还要调阅患者的病史资料,必要时和临床医师沟通。

病例5 去分化子宫内膜样腺癌

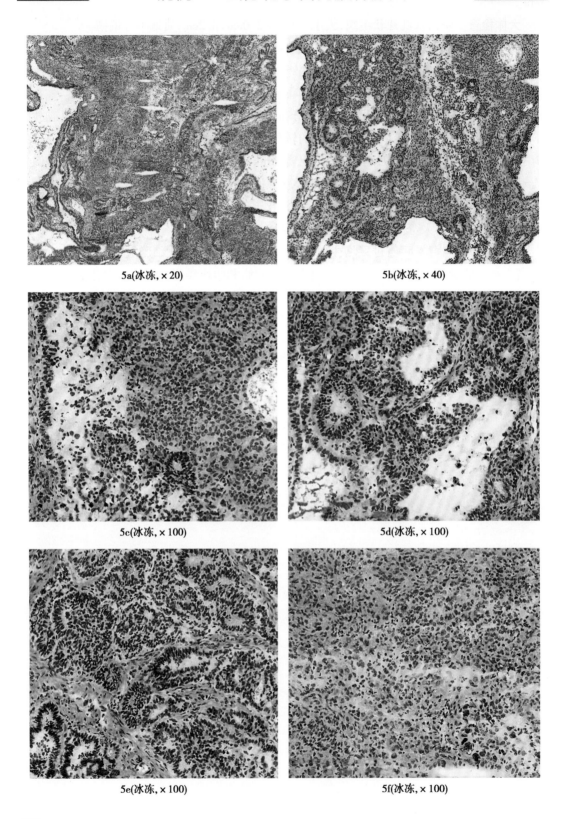

5a(冰冻,×20)

5b(冰冻,×40)

5c(冰冻,×100)

5d(冰冻,×100)

5e(冰冻,×100)

5f(冰冻,×100)

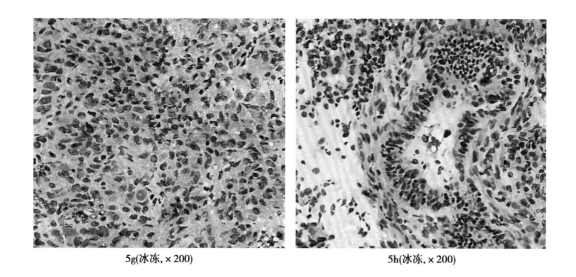

5g(冰冻,×200)　　　　　　　　　　　5h(冰冻,×200)

基本资料　女性,49岁,于1年前无明显诱因出现阴道不规则出血,查体时发现子宫内膜病变。

大体检查　灰白质软组织一块,大小1.5cm×1.0cm×0.3cm。

镜下表现　低倍镜下肿瘤细胞由腺管状结构及实性成分构成(a、b);腺管状区细胞假复层,呈分化好的子宫内膜样形态,部分区域呈筛状结构,局部似可见从腺管状向实性移行形态(c、d);实性区域细胞黏附性下降,异型显著,核分裂象较多,局部有成巢趋势(e~h)。

诊断依据　子宫内膜样腺癌是子宫体肿瘤最常见的组织学亚型,本例肿瘤由高分化子宫内膜样腺癌及实性成分构成,诊断主要依据对实性成分的认识,是分化差的癌还是肉瘤?因为能看到部分区域从上皮向实性移行形态,并且有成巢趋势,形态上首先倾向于癌。需明确是低分化子宫内膜样腺癌还是未分化癌?本例明确子宫内膜样腺癌成分呈高分化,缺乏中分化或者中-低分化,实性区域是由高分化向实性的突然移行,并且实性区域缺乏明确分化,更符合未分化癌,所以最终诊断为去分化子宫内膜样腺癌。术后也得到了免疫组织化学的证实。在术中冰冻诊断时,只需要报告出子宫内膜样腺癌,部分分化差,待石蜡切片后再进行详细的组织学分型。

鉴别诊断　未分化癌很容易被误认为子宫内膜样癌的实性区域,导致错误的将其诊断为内膜样癌2级或3级。由于未分化癌为高度恶性,所以需要正确甄别。未分化癌区域无腺样结构,与合并的子宫内膜样癌形态不同,而3级的子宫内膜样腺癌,实性区域细胞与其腺体成分形态相似,大多形成很明确的索、梁或成巢分布。

病例6　卵巢转移性结肠癌

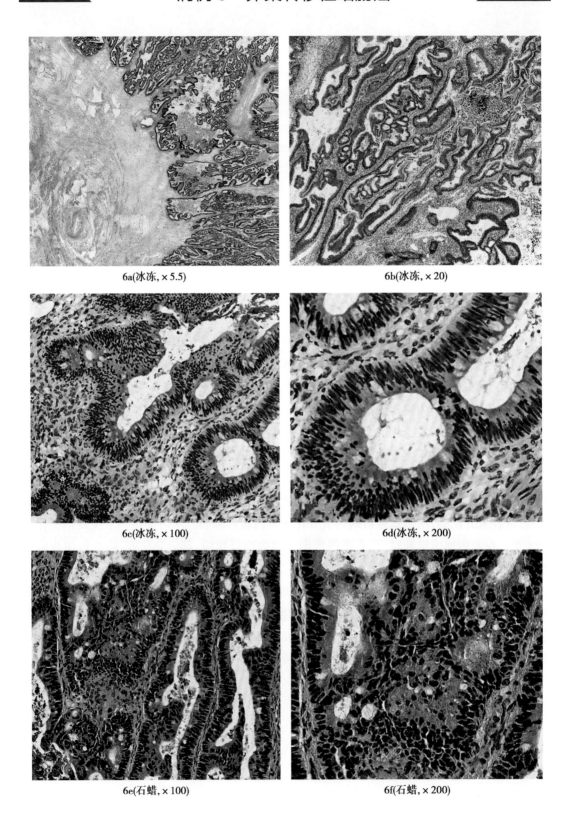

6a(冰冻, ×5.5)

6b(冰冻, ×20)

6c(冰冻, ×100)

6d(冰冻, ×200)

6e(石蜡, ×100)

6f(石蜡, ×200)

基本资料　女性,57 岁,既往结肠癌术后,腹痛 2 个月余,检查发现盆腔占位 1 个月余。

大体检查　灰白灰粉质地稍硬组织一块,大小 2.2cm×2.0cm×0.7cm。

镜下表现　低倍镜下,肿瘤细胞排列成腺管状及囊状结构(a、b),细胞假复层,可见散在杯状细胞(c、d),可见复杂筛状结构,细胞异型显著,腺管内含核碎片的嗜酸性坏死灶(c~f)。

诊断依据　结合患者"结肠癌病史",肠型腺癌形态,腔内嗜酸性坏死需考虑结肠癌卵巢转移可能性,但是,卵巢转移性癌往往模拟卵巢原发上皮性肿瘤形态,本例中部分区域可以看到囊状结构,需鉴别卵巢原发的黏液腺癌及子宫内膜样腺癌。

鉴别诊断　首先,卵巢转移性结直肠癌一般都有结直肠癌病史,并且通常是双侧卵巢发生,支持转移癌的特征还有多结节结构、表面受累,伴有广泛的淋巴管和血管侵犯、广泛坏死,以及出现筛状区和"污秽性"坏死。而出现鳞状分化,或者出现腺纤维瘤样结构及同时存在子宫内膜异位症时,则支持卵巢原发的子宫内膜样腺癌;单侧的卵巢黏液腺癌,伴有明确交界性黏液上皮性成分支持卵巢原发黏液腺癌。

病例 7 盆底腹膜子宫内膜异位

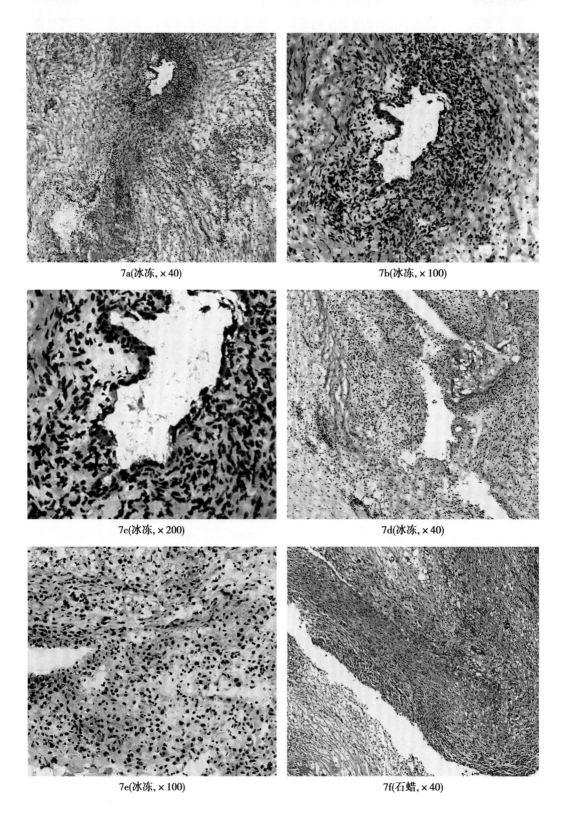

7a(冰冻,×40)

7b(冰冻,×100)

7c(冰冻,×200)

7d(冰冻,×40)

7e(冰冻,×100)

7f(石蜡,×40)

基本资料　女性,48岁,体检发现卵巢癌致病高风险基因突变,且有卵巢癌家族史。

大体检查　盆腔腹膜肿物,灰红结节样物1枚,直径1.2cm。

镜下表现　纤维组织中出现子宫内膜上皮与子宫内膜间质,子宫内膜上皮部分区域可见柱状形态,部分上皮破碎伴有退变脱落,核深染,子宫内膜间质围绕着上皮排列(a~c),局部可见含铁血黄素沉积、泡沫细胞聚集、纤维组织增生及慢性炎细胞反应(d~f)。

诊断依据　子宫内膜异位症通常发生在腹膜及卵巢等器官,可伴有明确肿块的形成,肿块切面可以为实性、伴出血及囊性变,累及卵巢表面时,还可以与输卵管伞端粘连。显微镜下可见肿块由异位的子宫内膜上皮和/或间质细胞构成,同时伴有大量含铁血黄素的巨噬细胞聚集。子宫内膜间质可以出现大量螺旋小动脉,这个特点可以和卵巢间质鉴别。上皮细胞可以出现各种化生性改变,例如纤毛化生、黏液化生及鞋钉样改变。

鉴别诊断　盆底腹膜子宫内膜异位为在腹膜部位出现的异位子宫内膜组织。但是,一些生理或病理状态可被误认为子宫内膜异位,常见有出血或腺样结构的情况,但均缺少宫内膜样间质及反复出血的痕迹。黄体囊肿有出血性囊腔与纤维组织增生,镜下可见特征性的脑回样结构,无子宫内膜样上皮及间质细胞,边缘可见黄素化的卵泡膜细胞。另外,腹膜间皮增生也可以出现腺样或囊状结构,并且和周围发生粘连,这些结构衬覆的是立方状间皮细胞,不是宫内膜样上皮及间质。

病例 8 卵巢甲状腺肿合并类癌

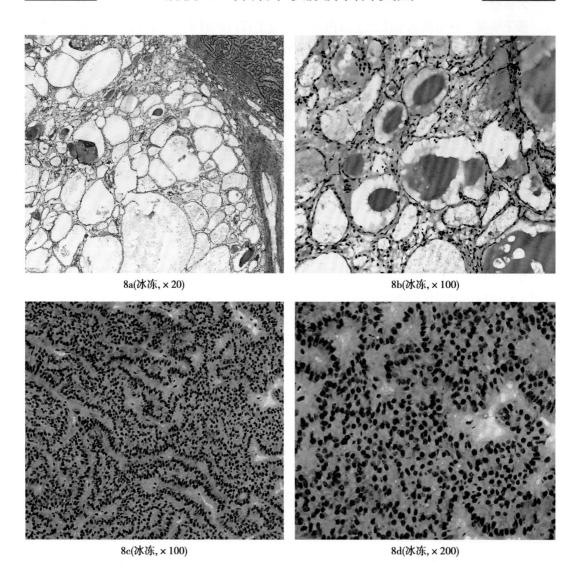

8a(冰冻, × 20)

8b(冰冻, × 100)

8c(冰冻, × 100)

8d(冰冻, × 200)

基本资料　女性,45 岁,因单侧卵巢囊实性肿物行手术及术中冰冻。

大体检查　肿物 1 个,直径 4.8cm,囊实性,囊性区灰红色,质软,实性区灰白色,质地略韧。

镜下表现　a,低倍镜下可见两种成分:囊性区及实性区;b,囊性区(甲状腺肿)可见大小不一的滤泡,其内可见胶质,细胞无明显异型性;c,实性区(类癌)排列为条索状,细胞密集、大小相对一致;d,实性区(类癌)细胞异型性小,未见病理核分裂象。

诊断依据　卵巢甲状腺肿类癌是一种少见的生殖细胞肿瘤,低度恶性,其特征是甲状腺组织和类癌的混合性生长,其通常为单侧发生,可以单独存在,或与畸胎瘤、黏液性囊腺瘤、Brenner 瘤混合发生。镜下类癌区域肿瘤细胞与其他系统的类癌相似,大部分呈条索状,团巢状排列,细胞核呈卵圆形,垂直于细胞索的长轴排列,核染色质细腻,胞质嗜酸性,若混合甲状腺肿,可掺杂腺样结构及少许滤泡样结构。

免疫组织化学　神经元特异性烯醇化酶(NSE)、嗜铬粒蛋白 A(chromogranin A)、突触小泡蛋白(synaptophysin)、甲状腺球蛋白(thyroglobulin)阳性。

鉴别诊断　卵巢甲状腺肿类癌是一种相对形态较独特的肿瘤,在鉴别诊断中,形态较容易辨认,除外合并其他畸胎瘤的成分的基础上,可鉴别甲状腺肿基础上发生的髓样癌(免疫组化降钙素阳性)、甲状腺腺瘤(无神经内分泌表达)、其他部位类癌转移等(临床病史可见其他部位肿瘤)。

病例 9 卵巢甲状腺肿合并类癌

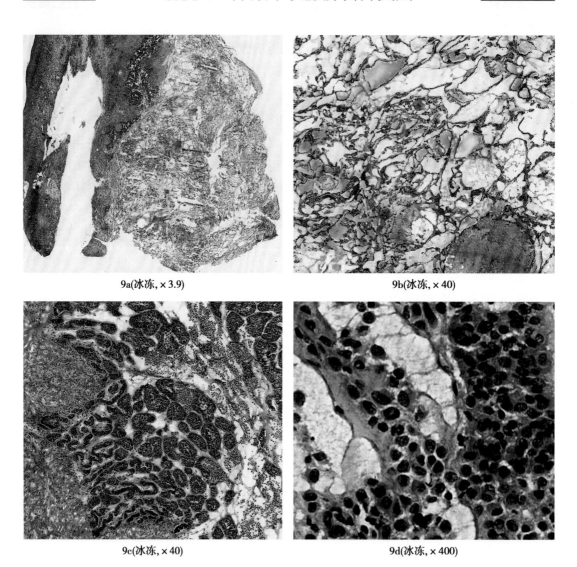

9a(冰冻,×3.9)

9b(冰冻,×40)

9c(冰冻,×40)

9d(冰冻,×400)

基本资料　女性,45 岁,因右侧卵巢 8cm 肿物行手术及术中冰冻。

大体检查　灰白囊实性肿物,8cm×7cm×5cm,部分灰红色胶冻样,实性区灰白质地略硬。

镜下表现　a,低倍镜下可见两种成分,囊性区及实性区;b,囊性区(甲状腺肿)可见大小不一的滤泡,内含胶质,细胞无明显异型性;c,实性区(类癌)排列为巢团状,细胞密集、大小一致;d,实性区(类癌)细胞异型性小,未见核分裂象。

诊断依据　卵巢甲状腺肿类癌是一种少见的生殖细胞肿瘤,其特征是甲状腺组织和类癌的混合性生长,通常为单侧发生,可以单独存在,或与畸胎瘤、黏液性囊腺瘤、Brenner 瘤混合发生。镜下肿瘤细胞大部分呈条索状,团状排列,细胞核呈卵圆形,垂直于细胞索的长轴排列,核染色质细腻,胞质嗜酸性,其间掺杂腺体成分,边缘还可见少许滤泡样结构。

鉴别诊断　卵巢甲状腺肿类癌是一种相对形态较独特的肿瘤,在鉴别诊断中,形态较容易辨认。除外合并其他畸胎瘤的成分的基础上,可鉴别甲状腺肿基础上发生的髓样癌(免疫组化降钙素阳性)、甲状腺腺瘤(无神经内分泌表达)、其他部位类癌转移等(临床病史可见其他部位肿瘤)。

病例 10　卵巢透明细胞腺纤维瘤

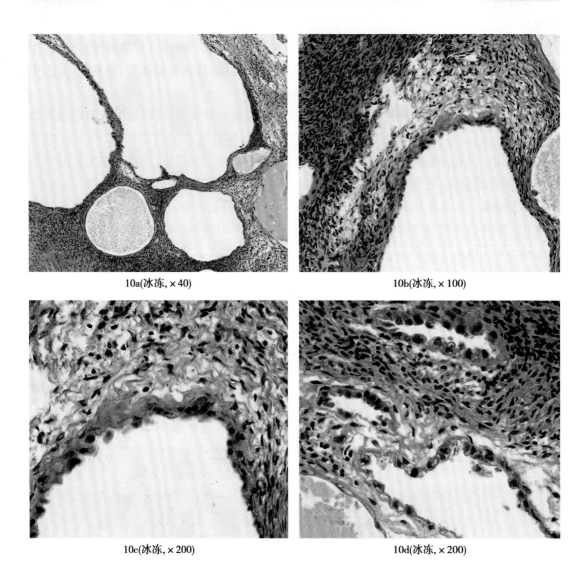

10a(冰冻,×40)

10b(冰冻,×100)

10c(冰冻,×200)

10d(冰冻,×200)

基本资料　女性,72 岁,因双侧卵巢肿物,最大径 6cm,行手术及术中冰冻。

大体检查　卵巢及肿物,最大直径 4cm,切面灰白、实性,部分区域囊性。

镜下表现　a~d,可见良性-交界性腺体,腺体呈鞋钉样外观,部分细胞中度异型性,可见复层排列(c)。周围可见纤维性间质分隔。

诊断依据　本例形态良善,主要为纤维间质成分,部分区可见单层形态温和的透明细胞被覆,未见明确异型性及核分裂象。透明细胞腺纤维瘤由被覆形态温和的立方-扁平、胞质透明或嗜酸性细胞的腺样或囊腔及致密纤维瘤样成分组成。

鉴别诊断　透明细胞癌:独特的结构与管囊性、乳头状和实性生长的混合,细胞异型性更加明显,乳头的间质具有特征性透明玻璃样外观。由透明、嗜酸性、立方形或钉状细胞组成,WT1、ER 阴性,HNF-1B、Napsin A 阳性。腺肉瘤:可见恶性肉瘤成分及良性腺体成分。癌肉瘤:可见恶性上皮及间质成分,肉瘤成分可表现多样化。浆液性癌:通常具有 P53 和 P16 的弥漫性高表达并表达 WT-1、雌激素受体和 PAX-8。

病例 11 卵巢高级别浆液性癌

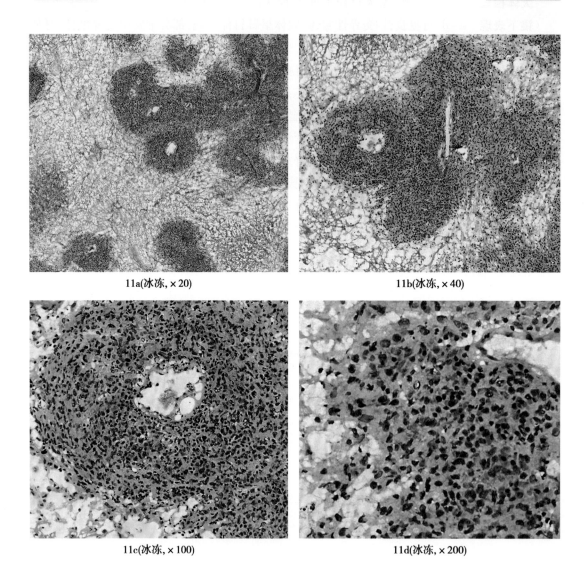

11a(冰冻, ×20)

11b(冰冻, ×40)

11c(冰冻, ×100)

11d(冰冻, ×200)

基本资料　女性,71 岁,因卵巢 5cm 肿物行手术及冰冻。

大体检查　灰白灰黄色组织,5cm×4cm×3cm,部分实性,质地糟脆。

镜下表现　a~d,可见大量坏死,肿瘤区域呈现粗大的假乳头样实性结构,表面被覆类似尿路上皮的恶性细胞,细胞高度异型性,可见较多核分裂象。

诊断依据　本例镜下可见大量坏死及异型性明显的肿瘤细胞,成乳头状结构为主,符合高级别浆液性癌的诊断特点。高级别浆液性癌是由乳头状、腺管状及实性结构组成的腺癌,具有高级别核,核分裂多见,95%病例伴随 *TP53* 基因突变,部分病例可以出现类似移行细胞癌区域(多见于 *BRCA1/BRCA2* 基因突变者)。2014 版 WHO 分类公布前部分类似移行细胞的浆液性癌诊断为移行细胞癌。由于具有高级别浆液性癌一致的分子及免疫组织化学改变,2014 版 WHO 将移行细胞癌归到浆液性癌中。冰冻中需要鉴别恶性 Brenner 肿瘤。只有在肿瘤中出现良性/交界性 Brenner 肿瘤成分,或出现良性-恶性 Brenner 肿瘤成分之间的相互移行时,才会被诊断为恶性 Brenner 肿瘤。

免疫组织化学　P16、P53、WT-1 阳性。

鉴别诊断　低级别浆液性癌:核较一致,较低有丝分裂指数(每 10 个高倍视野<12 个有丝分裂象),P53 野生型表达、P16 阴性或片状阳性。透明细胞癌:常与子宫内膜异位症有关,独特的结构与管囊性、乳头状和实性生长的混合,由透明、嗜酸性、立方形或钉状细胞组成,WT1、ER 阴性,HNF-1B、Napsin A 阳性。子宫内膜样腺癌:通常与子宫内膜异位症有关,ER、PR 弥漫性阳性,WT1 阴性,P16 斑片阳性,P53 野生型表达。恶性间皮瘤:由 1 个细胞层排列的简单乳头,无簇绒,核异型性小,有丝分裂象较少,D2-40、MC 阳性,ER 阴性。

病例 12　卵巢交界性黏液性囊腺瘤

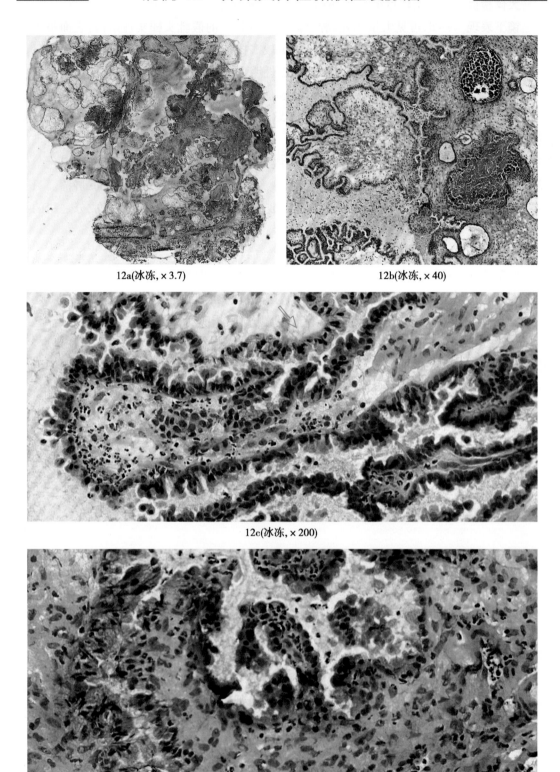

12a(冰冻,×3.7)

12b(冰冻,×40)

12c(冰冻,×200)

12d(冰冻,×200)

基本资料　女性,63 岁,因左侧附件 15.6cm 肿物行手术及术中冰冻。

大体检查　灰白灰黄色组织,1.5cm×2.0cm×0.4cm,部分颗粒状,质地软。

镜下表现　a,交界性黏液性囊腺瘤,低倍镜下呈多房结构,囊内可见乳头状突起;b,交界性黏液性囊腺瘤的典型组织学特征包括多层分支的乳头(通常小于 4 层);c,交界性黏液性囊腺瘤的细胞学特征为肿瘤细胞富含黏液,细胞核细微分层区域(空心箭)到细胞成簇区域(实心箭)各不相同;d,交界性黏液性囊腺瘤的部分区域细胞层次增多(超过 4 层)及异型性较显著时,需要充分取材,警惕是否为上皮内癌。

诊断依据　卵巢原发黏液性肿瘤常为单侧,本例为左侧附件的单侧肿瘤,镜下交界性黏液性囊腺瘤介于良性黏液性囊腺瘤与黏液性囊腺癌之间。有以下特点:①体积大(平均直径 20~22cm),单侧,多房,内壁光滑,大体无明显的乳头结构;②细胞核轻-中度异型性,在良性黏液性囊腺瘤的基础上发生的交界性区域必须超过总量的 10% 才能报交界性囊腺瘤;③缺乏间质浸润。

鉴别诊断　黏液性肿瘤最关键的鉴别为除外转移癌,部分转移性黏液腺癌转移灶为单纯且形态分化良好,具有欺骗性外观。其他鉴别包括:浆液性交界性肿瘤:苗勒管型上皮与宫颈管型黏液上皮的混合物,包括浆液或纤毛细胞,与子宫内膜异位症有关。微浸润癌:间质浸润在形态上类似于浸润性黏液癌,但<5mm,浸润性成分结构复杂,细胞学异型性高。黏液性囊腺瘤:囊肿和腺体具有由非复层黏液上皮组成。具有黏液分化的子宫内膜样腺癌:也可见子宫内膜样腺体和鳞状分化区域,ER/PR 阳性(黏液性肿瘤阴性)。具有扩张性生长模式的黏液癌:融合生长模式,腺体拥挤,无间质反应,尺寸≥5mm。

病例 13 卵巢交界性浆液性囊腺瘤

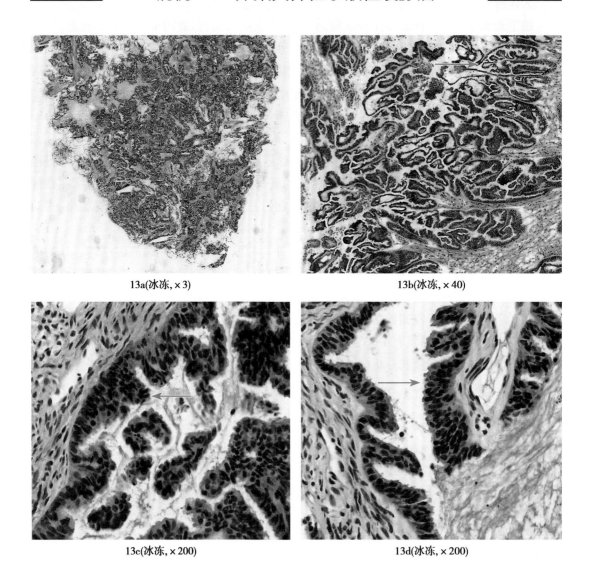

13a(冰冻, ×3)

13b(冰冻, ×40)

13c(冰冻, ×200)

13d(冰冻, ×200)

基本资料　女性,40岁,因右侧附件10.6cm囊实性肿物行手术及冰冻。

大体检查　灰白色组织,4.0cm×2.0cm×1.2cm,灰白色,质地脆,部分呈乳头状。

镜下表现　a,交界性浆液性囊腺瘤呈现多房囊性结构,囊内可见乳头状突起;b,交界性浆液性囊腺瘤的典型组织学特征包括多层逐渐分支的乳头,可见乳头逐渐变小(空心箭),在乳头的末端出现小簇状的细胞,表现为囊内漂浮的乳头状细胞团;c~d,交界性浆液性囊腺瘤的典型组织学特征还包括可见细胞分层及细胞簇状增生(箭),细胞核具有轻-中度核异型性,核分裂很少。部分区域可见纤毛。

诊断依据　交界性浆液性囊腺瘤形态结构介于良性浆液性囊腺瘤与浆液性癌之间,本例为传统的交界性浆液性囊腺瘤显示分层的分枝乳头,可有复层结构,轻-中度异型性上皮。微乳头状/筛状SBT交界性浆液性囊腺瘤显示多个无分支的丝状结构,没有纤维血管轴心,其长度是宽度的5倍,直接起源于中央区。免疫组化方面浆液性交界性肿瘤表达PAX8、CK7、ER/PR、WT1,一般不表达CK20、HNF-1B、Napsin A。

鉴别诊断　浆液性囊腺瘤/囊腺纤维瘤:不应包含乳头、微乳头、网状或嵌套形式的复杂性增殖性结构。如果增殖占整个肿瘤的<10%,为浆液性囊腺瘤/囊腺纤维瘤伴局灶性上皮增殖;如果>10%的整体肿瘤,直接诊断浆液性交界性肿瘤。低级别浆液性癌:任何单一浸润灶,具有交界性肿瘤的核特征,最大线性范围≥5mm(浸润性LGSC)。子宫内膜样交界性肿瘤:与子宫内膜异位症有关(与SBT不同),可以有乳头状结构,但不能呈分层分支结构,子宫内膜样腺的管腔表面无纤毛且光滑/线性,不像SBT那样剥落、鞋钉或簇绒状,并可见鳞状、鳞状桑葚状或黏液性化生(在低级别和高级别浆液性肿瘤中极为罕见)。浆黏液性交界性肿瘤(以前称为宫颈管型黏液交界性肿瘤):与子宫内膜异位症有关(与SBT不同),具有分层分支的水肿乳头;但与SBT相比,这些具有显著的间质急性炎症浸润,内衬宫颈管型黏液性细胞,但偶尔有纤毛状细胞(浆液性黏液性肿瘤特有的无法分类的细胞——丰富的嗜酸性细胞质和突出的核仁)。

病例 14 膀胱印戒细胞癌卵巢转移

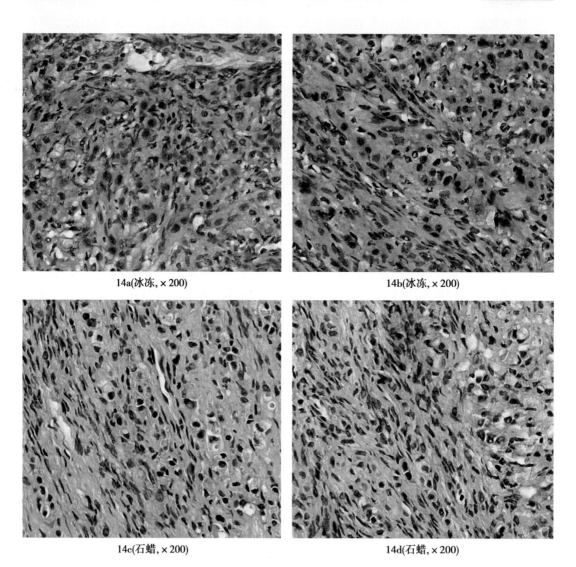

14a(冰冻,×200)

14b(冰冻,×200)

14c(石蜡,×200)

14d(石蜡,×200)

基本资料　女性,59 岁,因左侧附件 5.3cm 肿物行手术及术中冰冻,1 年前行膀胱腺癌切除术。

大体检查　灰白色组织,1.5cm×1.5cm×0.3cm。

镜下表现　a~b,冰冻切片中可见成巢的上皮样细胞浸润性生长,其中部分可见细胞核偏位,分布于卵巢间质内,结合病史(印戒细胞癌病史,双侧卵巢肿物),考虑为转移性癌;c~d,石蜡切片中可见典型印戒细胞癌,比冰冻切片中印戒细胞形态更加明显。

诊断依据　转移性癌>50%病例中双侧发生,就诊时常伴有卵巢外疾病,本例老年女性,有明确的肿瘤既往史,虽然单侧发生,但结节状生长,肿瘤细胞明显印戒细胞样,石蜡标本中 AE1/AE3 阳性,原膀胱腺癌病理为印戒细胞样腺癌。

鉴别诊断　性索间质瘤中的印戒细胞转化:存在正常性索间质瘤的成分(即硬化性间质瘤),通常所有细胞(包括印戒细胞)都对抑制素 A 和钙视网膜蛋白呈强且弥漫性阳性,印戒细胞含有脂质。微囊性间质瘤:常被透明带分成小叶、微囊、实心细胞区域和纤维基质的混合物,高达 60%的细胞核具有奇异的核,以 CTNNB1 或 APC 突变为特征。

病例15 幼年型颗粒细胞瘤

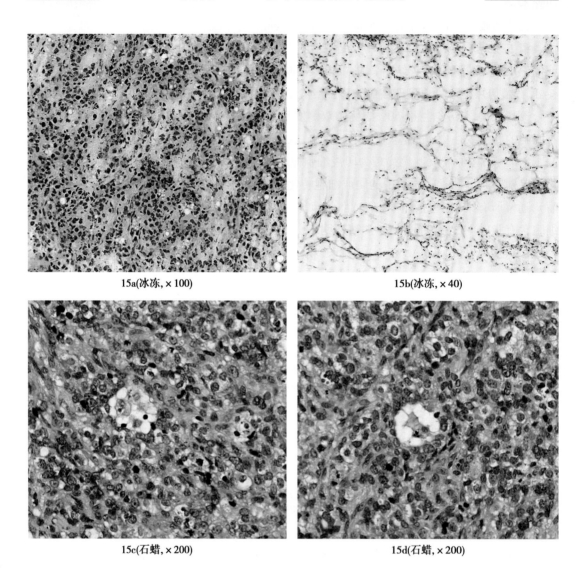

15a(冰冻, ×100)

15b(冰冻, ×40)

15c(石蜡, ×200)

15d(石蜡, ×200)

基本资料　女性,15 岁,因腹胀、腹水发现卵巢囊实性肿物,行手术及术中冰冻。

大体检查　灰白色不整形组织,大小 0.4cm×0.2cm×0.1cm。

镜下表现　细胞弥漫性生长,呈圆形,核分裂象多见,未见明显核沟。细胞呈圆形或卵圆形,肿瘤细胞大小相对一致(a),可见明显黏液样间质(b),核分裂象多见;石蜡切片中未见考尔-埃克斯纳(Call-Exner)小体(c、d),由小的假腺隙或微滤泡组成(d)。

诊断依据　以瘤细胞的结节样或弥漫性生长为特征。并有灶状分布的不同大小、不同形状的巨滤泡,滤泡腔内含嗜酸性或嗜碱性液体。肿瘤细胞为圆形,胞质丰富、嗜酸,无明显的核沟、核分裂象多见(平均 7 个/10HPF)。间质为纤维卵泡膜细胞,可伴不同程度的黄素化和/或水肿。符合幼年性颗粒细胞瘤的形态特点。本病常在 30 岁以前单侧卵巢发生,平均直径 12cm,可囊性或囊实性改变。青春期前患者 80%可出现女性假性早熟。

免疫组织化学　Inhibin、Calretinin、SF1、WT1 阳性表达,FOXL2 阳性表达较弱。

鉴别诊断　成人颗粒细胞瘤:出现年龄较大(但年龄范围有一些重叠),类似于正常颗粒细胞的小而均匀的细胞,95%病例的 *FOXL2* 突变。小细胞癌高钙血症型:出现更原始的细胞,细胞质或横纹肌细胞稀少,BRG1 表达缺失(由 SMARCA4 编码的蛋白质),*SMARCA4* 突变。Sertoli-Leydig 细胞瘤:镜下可见小管(在分化良好的肿瘤中)、索状(中间分化)、肉瘤样生长(分化差)或网状结构构成,偶尔会看到滤泡样结构与典型的支持小管样细胞混合。卵黄囊瘤:典型形态为 SD 小体,迷路样黏液基质,透明小球,表达 SALL4 和 AFP。透明细胞癌:年龄较大,常可见子宫内膜异位症或腺纤维瘤,CK7 和 Napsin A 阳性。

病例 16 卵巢交界性 Brenner 肿瘤

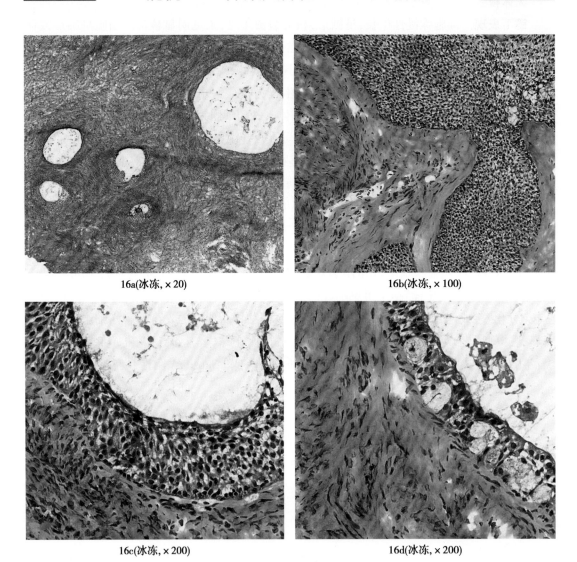

16a(冰冻, ×20)

16b(冰冻, ×100)

16c(冰冻, ×200)

16d(冰冻, ×200)

基本资料　女性,64 岁,因左侧卵巢肿物行手术及术中冰冻。

大体检查　左侧附件区肿物,大小 6.0cm×3.0cm×2.5cm,切面囊实性,内含黏液性物质。

镜下表现　a,可见多发囊性 Brenner 细胞巢;b~d,囊内乳头由移行上皮构成,形态类似于泌尿系统的低级别乳头状移行细胞肿瘤,乳头被覆上皮出现黏液化生。

诊断依据　Brenner 肿瘤分为三大类:良性:腺纤维瘤结构,在纤维瘤间质内存在温和的移行上皮巢。交界性:乳头状结构,乳头被多层过渡上皮覆盖,存在可变但通常为低度细胞学异型性。恶性:具有移行细胞特征的癌的间质侵袭,与良性或交界性 Brenner 肿瘤相关。本例交界性 Brenner 肿瘤由移行上皮构成,形态类似于泌尿道的低级别非浸润性乳头状移行细胞肿瘤,乳头被覆上皮可以发生黏液化生,乳头下方可见实性移行细胞区域,间质成分很少。

鉴别诊断　高级别浆液性癌移行结构模式:常规高级别浆液性癌的区域混合存在,核异型性大,没有良性 Brenner 成分,WT1 和 ER 阳性。鳞状细胞癌:角化及高度异型性的细胞学特征。转移性鳞状细胞癌:身体其他部位原发性鳞状细胞癌病史,双侧和多结节生长,缺乏突出的乳头状结构。

病例 17　子宫内膜癌肉瘤

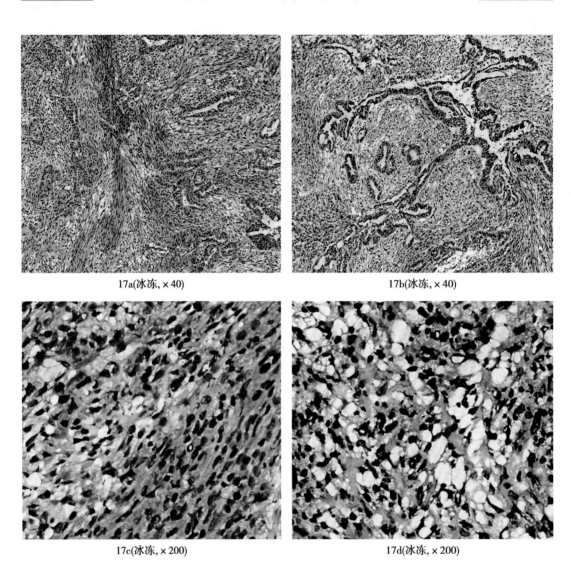

17a(冰冻,×40)

17b(冰冻,×40)

17c(冰冻,×200)

17d(冰冻,×200)

基本资料　女性,63 岁,因阴道不规则流血,子宫内膜肿物行手术及术中冰冻。

大体检查　鱼肉样组织,大小 4.0cm×2.0cm×1.5cm,切面灰白色,质地软。

镜下表现　由恶性上皮成分(腺癌)及肉瘤成分构成。a~b,可见双向分化的恶性肿瘤,腺癌成分及纤维肉瘤成分;c~d,可见纤维肉瘤区域异型性显著,可见病理性核分裂象。

诊断依据　癌肉瘤临床罕见,目前倾向于认为是去分化型(化生型)癌。由于癌肉瘤在流行病学、危险因素及临床行为方面与子宫内膜癌(而不是子宫肉瘤)更相似,故认为子宫癌肉瘤是子宫内膜癌的一种高危变异型。根据肉瘤成分,若肉瘤成分来自固有的子宫组织,癌肉瘤则常描述为同源性,若肉瘤不来自于固有子宫组织,则常描述为异源性。最常见的组合是由高级别浆液性癌与子宫内膜间质肉瘤组成的混合型同源性肿瘤。多见于绝经后妇女,少数见于年轻妇女。

鉴别诊断　具有梭形细胞分化的子宫内膜癌:无高级别恶性核梭形细胞分化,恶性上皮细胞向良性梭形细胞成分之间的平滑过渡。未分化和去分化癌:无肉瘤区,没有可识别的腺体、小梁、巢状(如果未分化癌)区域,高分化或中分化子宫内膜癌通常是唯一的上皮成分(如果是去分化癌)。高级别子宫内膜癌或未分化癌中的促纤维增生性基质反应:与炎症细胞相关的非典型纤维黏液区,恶性区域和间质反应之间没有过渡。

病例 18　子宫内膜不典型增生癌变

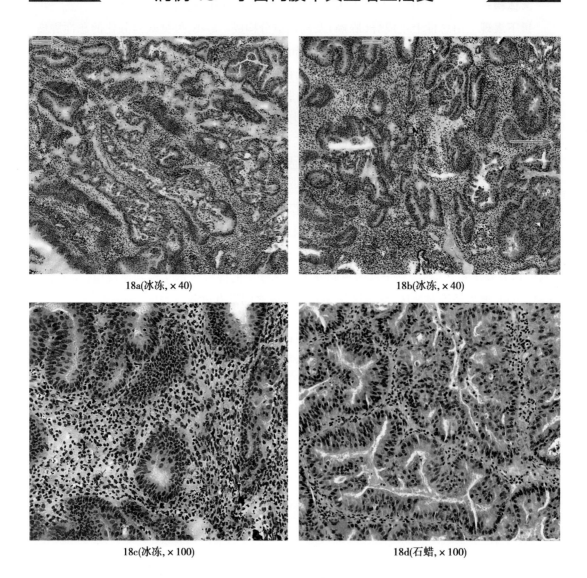

18a(冰冻, ×40)

18b(冰冻, ×40)

18c(冰冻, ×100)

18d(石蜡, ×100)

基本资料　女性,55 岁,因子宫内膜肿物行手术及术中冰冻。

镜下表现　本例中部分区域(a、b 空心箭区域及 c)细胞核增大变圆,胞质嗜酸性变,染色质变浅,核仁明显,腺体紧密排列,但腺体之间仍然存在间质,但细胞与周围正常内膜腺体明显不同。另一些区域(a、b 实心箭区域及 d)腺体排列拥挤,呈筛状分布,腺体内上皮可见分层。

诊断依据　有时活检中难以区分癌前病变(非典型增生 Atypical hyperplasia/子宫内膜上皮内瘤变 endometrioid intraepithelial neoplasia AH/EIN)与子宫内膜癌。本例中细胞核增大变圆,胞质嗜酸性变,染色质变浅,核仁明显,腺体紧密排列,但腺体之间仍然存在间质,与周围正常内膜腺体明显不同,故诊断为子宫内膜不典型增生/子宫内膜上皮内瘤变(AH/EIN)。

免疫组织化学　PAX2 及 PTEN 缺失。

鉴别诊断　非典型增生或 EIN 能与 1 级子宫内膜癌鉴别的特征为后者有提示浸润的表现,包括腺体侵入间质存在浸润性模式(最明确)、筛状腺体或融合性生长(腺体间无间质)。当腺体之间缺乏间质,融合面积直径>2mm 时,支持高分化子宫内膜样腺癌的诊断。

病例 19　子宫小细胞性恶性肿瘤

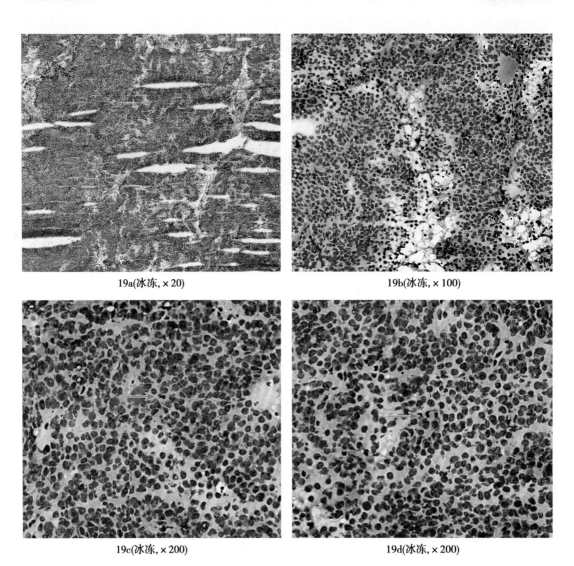

19a(冰冻,×20)

19b(冰冻,×100)

19c(冰冻,×200)

19d(冰冻,×200)

基本资料　女性,39 岁,因子宫下段肿物行手术及术中冰冻。

大体检查　子宫下段灰白破碎组织一堆,大小 2.5cm×2.0cm×0.8cm,质地软。

镜下显示:a,低倍镜下小圆细胞弥漫成片分布;b,高倍镜下可见肿瘤细胞呈现体积小、蓝色圆细胞形态;c~d,可见较多病理核分裂象(箭所示)。

诊断依据　本例为小细胞性恶性肿瘤,术后免疫组化结果显示 CD99、NSE、vimentin 阳性,诊断为原始神经外胚层肿瘤(PNET)。

鉴别诊断　PNET 罕见,是一种高度恶性的神经系统肿瘤,为神经嵴衍生的较原始的肿瘤,组织形态学属于恶性小圆细胞肿瘤,多发生于脑及骨组织,宫颈原发罕见。90%的 PNET 肿瘤具有 t(11;22)(q24;q12)。主要与小细胞恶性肿瘤鉴别:促纤维组织增生性小圆细胞肿瘤,结蛋白阳性;淋巴瘤,LCA 阳性;横纹肌肉瘤,MyoD1 阳性;小细胞神经内分泌癌,突触素/嗜铬粒蛋白阳性。

（胡春芳　宋艳　冯小龙　李丽红）

第七章

乳腺肿瘤

一、外科关注点

1. 肿瘤性病变定性(良恶性鉴别)

2. 恶性肿瘤的切缘

3. 前哨淋巴结情况

二、大体标本检查要点

1. 识别外科医师提供的标本方向(如缝线或涂墨)

2. 标本多切面切开观察

(1) 大多数浸润癌切面质硬。

(2) 导管原位癌表现为颗粒状结构,可见粉刺样坏死物。

(3) 特殊类型的癌可能为质韧肿物或黏液样肿物。

3. 确定大体病变的范围

三、最常见的诊断

1. 肿瘤性病变

- 浸润性癌,包括非特殊型及其他特殊类型
- 浸润前病变:非典型增生、导管原位癌、小叶原位癌
- 导管内乳头状肿瘤,包括包裹性乳头状癌及实性乳头状癌
- 纤维上皮性肿瘤
- 乳头肿瘤
- 上皮肌上皮肿瘤
- 间叶源性肿瘤
- 淋巴造血系统肿瘤
  2. 非肿瘤性病变
- 良性上皮增生
- 腺病,包括硬化性腺病
- 炎症性改变
- 硅胶肉芽肿

四、常见鉴别诊断难点

1. 鉴别硬化性腺病与浸润性癌
2. 鉴别导管内乳头状瘤与导管内乳头状癌
3. 鉴别低级别导管原位癌与导管上皮不典型增生
4. 鉴别颗粒细胞瘤与浸润性癌
5. 淋巴瘤、恶性黑色素瘤或转移癌与乳腺浸润性癌鉴别

病例 1　导管内乳头状瘤伴不典型增生

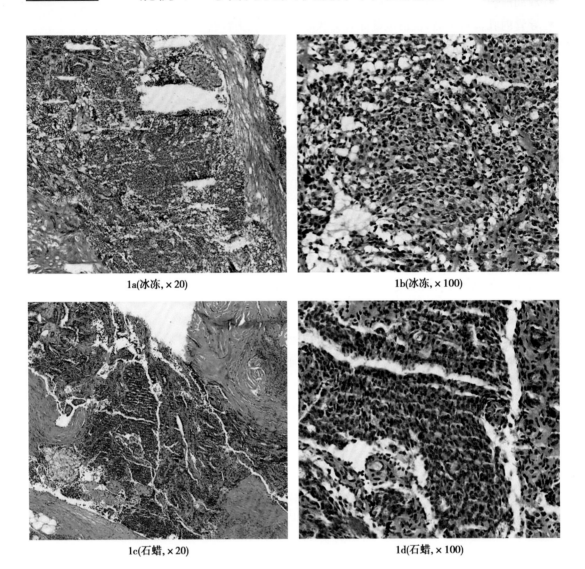

1a(冰冻,×20)

1b(冰冻,×100)

1c(石蜡,×20)

1d(石蜡,×100)

基本资料　女性,54 岁,体检发现左侧乳腺肿物。

大体检查　(左乳肿物)灰红灰黄、不整形组织一堆,总大小 2.5cm×2.0cm×0.8cm,多切面切开,切面见结节 1 枚,直径 0.2cm。余组织灰黄,局灶颗粒样,质软。

镜下表现　a,导管内乳头状肿瘤,部分区域导管上皮不典型增生(范围<3mm);b,此区域导管上皮高度增生,增生的细胞小而一致,细胞核圆形,分布均匀;c,导管内乳头状瘤;d,局灶导管上皮不典型增生。

诊断依据　导管内乳头状瘤,可以见到纤维血管轴心,被覆两层细胞:肌上皮及上皮细胞。部分区域伴不典型性:增生的上皮细胞形态单一,细胞核小呈圆形,分布均匀,范围<3mm。

鉴别诊断　导管内乳头状癌。

病例 2 切缘可见少许乳腺浸润性癌

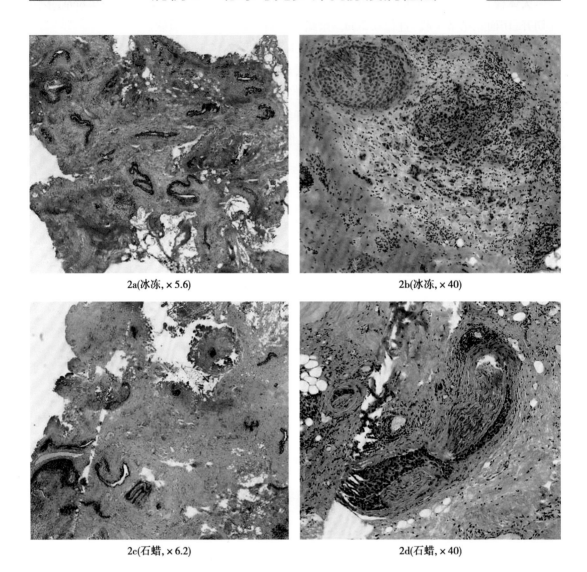

2a(冰冻, ×5.6)

2b(冰冻, ×40)

2c(石蜡, ×6.2)

2d(石蜡, ×40)

基本资料 女性,34岁,发现右侧乳腺肿物半个月余。

大体检查 (乳晕下切缘)灰白组织,大小1.0cm×0.8cm×0.2cm,质软,全埋。

镜下表现 a,左下区域部分腺体及周围间质浅染;b,浸润性癌,呈单个细胞、小簇状排列,间质纤维组织增生伴淋巴细胞浸润;c,石蜡切片,低倍镜显示局灶细胞密集、核深染。d,高倍镜观察,该区域可见少许导管原位癌,围神经生长,浸润癌消失。

诊断依据 切缘内病变与主体肿瘤对比观察,形态相似,符合少许浸润性癌。

鉴别诊断 病变小的情况下,避免漏诊。

病例 3 乳腺浸润性癌，合并较多导管原位癌成分

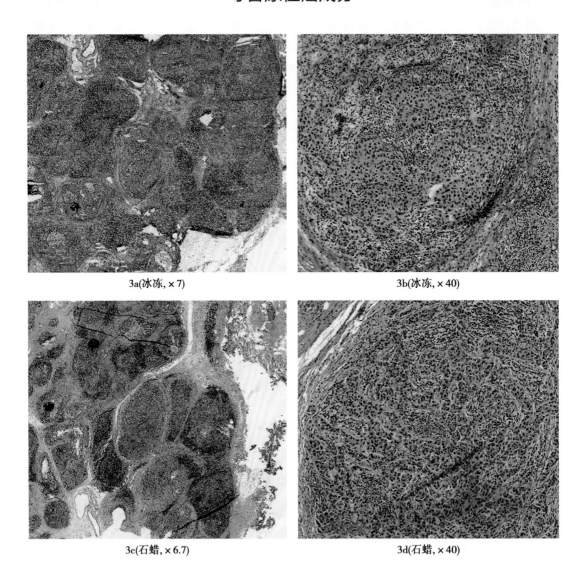

3a(冰冻, ×7)

3b(冰冻, ×40)

3c(石蜡, ×6.7)

3d(石蜡, ×40)

基本资料　女性,41岁,发现左乳肿物1年余。

大体检查　(左乳肿物)乳腺组织一块,大小6.0cm×4.0cm×1.8cm,临床已剖开,剖面见一肿物,大小2.0cm×1.5cm×1.0cm,灰白色,粗颗粒状,界不清,周围乳腺灰白、质韧。

镜下表现　a,乳腺高级别导管原位癌,伴大量炎细胞浸润;b,部分区域可见浸润性癌,呈不规则团块状、条索状分布;c,乳腺高级别导管原位癌,伴大量炎细胞浸润;d,部分区域可见浸润性癌,呈条索状排列。

诊断依据　镜下肿瘤细胞异型性明显,部分呈浸润性生长方式,可见病理性核分裂象及促结缔组织反应性间质。

鉴别诊断　导管原位癌,无浸润性癌成分。

病例 4　乳腺浸润性癌

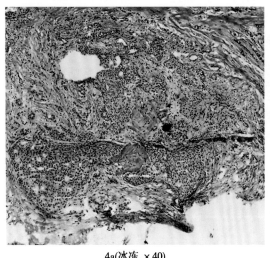 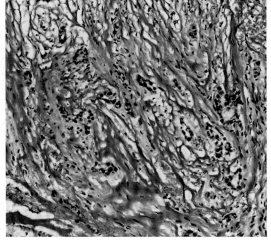

4a(冰冻,×40)　　　　　　　　　　　　　4b(冰冻,×100)

基本资料　女性,61岁,发现左乳肿物20余天,无疼痛等症状。乳腺超声显示左侧乳腺外上象限尾部深面,可见一大小约1.7cm×0.9cm低回声结节,边界不清,BI-RADS 4b类。

大体检查　不整形乳腺组织,大小5.8cm×5.3cm×3.5cm,多切面剖开见一直径0.6cm的肿物,切面灰白、实性、质硬,界不清。

镜下表现　a,硬化的间质背景中,肿瘤细胞排列呈腺样或条索状,左下视野可见低级别导管原位癌;b,肿瘤细胞分布紊乱,细胞有异型,缺乏肌上皮层,腺管结构可见成角现象。

诊断依据　乳腺分化好的浸润性癌,通常伴有导管原位癌成分,肿瘤腺管为单层,缺乏肌上皮层,腺管可见成锐角和浸润性生长方式,破坏小叶结构轮廓。

鉴别诊断　硬化性腺病和微腺体腺病。

病例5 乳腺导管原位癌

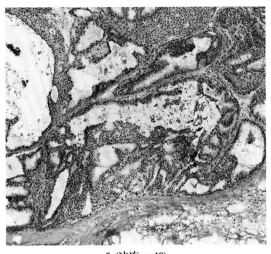 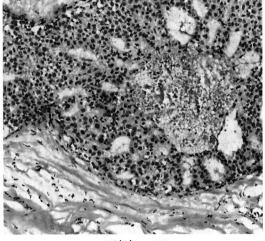

5a(冰冻,×40)　　　　　　　　　　　　　5b(冰冻,×100)

基本资料　女性,75岁,发现左侧乳腺肿物3个月余。乳腺 MRI 平扫:左侧乳腺内上象限肿块影及周围小结节,形态不规则,大小约 3.7cm×1.4cm×2.2cm,考虑 BI-RADS 5 类。

大体检查　不整形乳腺组织,大小 8.0cm×6.8cm×2.0cm,多切面切开,切面见一肿物,大小 1.8cm×1.8cm×1.5cm,切面灰白、实性、质稍硬,界不清。

镜下表现　a,肿瘤呈实性、筛状搭桥或乳头状结构;b,部分导管腔内可见坏死。

诊断依据　乳腺中级别导管原位癌,导管原位癌因肿瘤性导管上皮细胞极性的丧失和导管内肌上皮的缺失而出现异常的导管内结构,低级别导管内癌依据病变范围与导管上皮不典型增生相区别,随着级别的升高,坏死、异型性和核分裂象逐渐显著。

鉴别诊断　乳腺导管上皮旺炽型增生和导管上皮不典型增生。

病例 6　乳腺浸润性小叶癌伴小叶原位癌

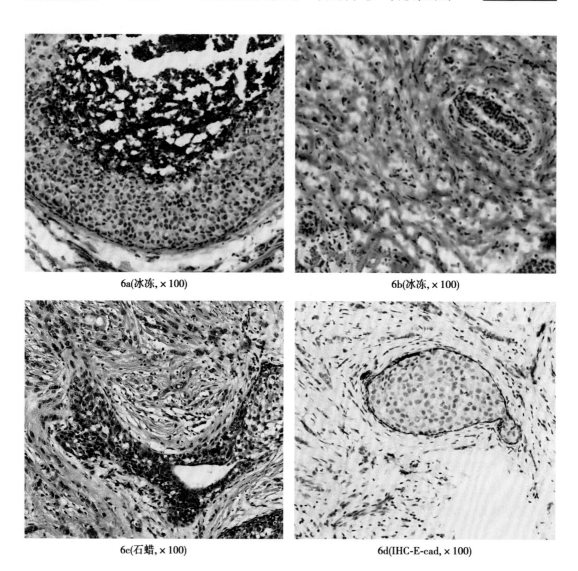

6a(冰冻, ×100)

6b(冰冻, ×100)

6c(石蜡, ×100)

6d(IHC-E-cad, ×100)

基本资料　女性,47 岁,发现右腋下肿物 1 个月余。乳腺 X 线显示右侧腋窝局灶性不对称伴团簇状钙化,BI-RADS 4C 类。乳腺 MRI 平扫显示右侧腋窝可见异常信号肿物,边界不清,大小约 3.1cm×2.5cm,局部与皮肤关系密切,局部皮肤略厚。

大体检查　乳腺组织,大小 8.0cm×4.5cm×2.0cm,上附梭形皮肤面积 5.0cm×1.5cm。多切面切开见一肿物,大小 0.9cm×0.8cm×0.8cm,切面灰白、实性、质韧,界不清。肿物旁见一颗粒区,范围 3.0cm×2.5cm×1.3cm。

镜下表现　a,小叶原位癌成分可见印戒样细胞形态;b,浸润成分呈同心圆状围绕良性导管;c,浸润性小叶癌成分与小叶原位癌成分;d,上皮钙黏素(E-cadherin,E-cad)免疫组织化学染色显示浸润性成分和原位癌成分均呈阴性表达。

诊断依据　乳腺浸润性小叶癌伴小叶原位癌,小叶性病变肿瘤细胞呈现低黏附性特点,肿瘤细胞小而一致,浸润成分通常呈单行列兵样分布。

鉴别诊断　乳腺非特殊型浸润性癌和转移性低分化腺癌。

病例 7　乳腺导管内乳头状瘤

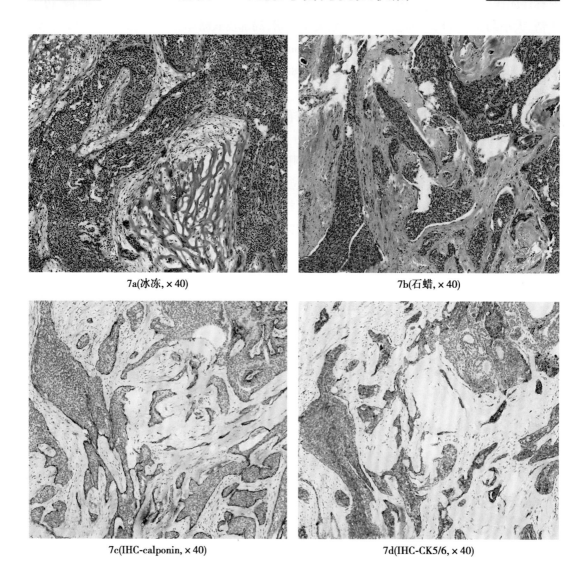

7a(冰冻, × 40)

7b(石蜡, × 40)

7c(IHC-calponin, × 40)

7d(IHC-CK5/6, × 40)

基本资料　女性,41岁,发现左侧乳腺肿物10余天。乳腺MRI平扫显示左侧乳腺外象限见约1.2cm×0.5cm不规则结节,形态欠规则,边缘略显毛糙,不除外恶性。

大体检查　不整形乳腺组织,沿最大面剖开,切面见一灰白颗粒区,大小0.6cm×0.6cm×0.5cm,界不清。

镜下表现　a,乳腺导管内乳头状肿瘤,间质显著硬化挤压肿瘤轮廓;b,乳腺导管内乳头状肿瘤冰冻石蜡切片形态;c,钙调理蛋白(calponin)免疫组织化学染色显示导管病变周围肌上皮细胞存在;d,CK5/6免疫组织化学染色显示大部分导管上皮阳性表达。

诊断依据　乳腺导管内乳头状瘤伴有旺炽型增生,周围间质硬化,未见明确非典型导管结构。

鉴别诊断　乳腺导管内乳头状瘤伴不典型增生或乳腺导管内乳头状瘤伴导管原位癌。

病例 8 乳腺导管原位癌，部分呈导管内乳头状癌

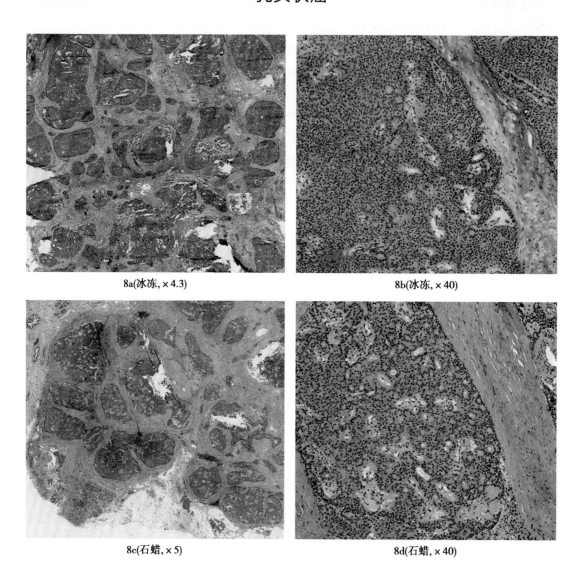

8a(冰冻,×4.3)

8b(冰冻,×40)

8c(石蜡,×5)

8d(石蜡,×40)

基本资料　女性,63 岁。发现左乳肿物 3 周,伴胀痛。

大体检查　(左乳肿物)乳腺组织一块,大小 3.5cm×3.5cm×1.5cm,多切面切开,切面见一质硬区,范围 2.2cm×1.3cm×1.2cm,界不清,有小囊腔。

镜下表现　a,终末导管小叶单位明显扩张,腺上皮被肿瘤细胞取代;b,肿瘤细胞稍增大,核圆形或卵圆形,形态单一,分布均匀;c,石蜡切片低倍镜观察,导管上皮实性增生,其间可见浅染区域;d,高倍镜显示微腺腔结构,可见纤维血管轴心。

诊断依据　肿瘤性导管上皮细胞极性消失、细胞异型性明显、导管内肌上皮缺失,导管周围可见肌上皮。导管形态较规则,周围无促结缔组织性间质。

鉴别诊断　浸润性癌。

病例 9　乳腺实性乳头状癌

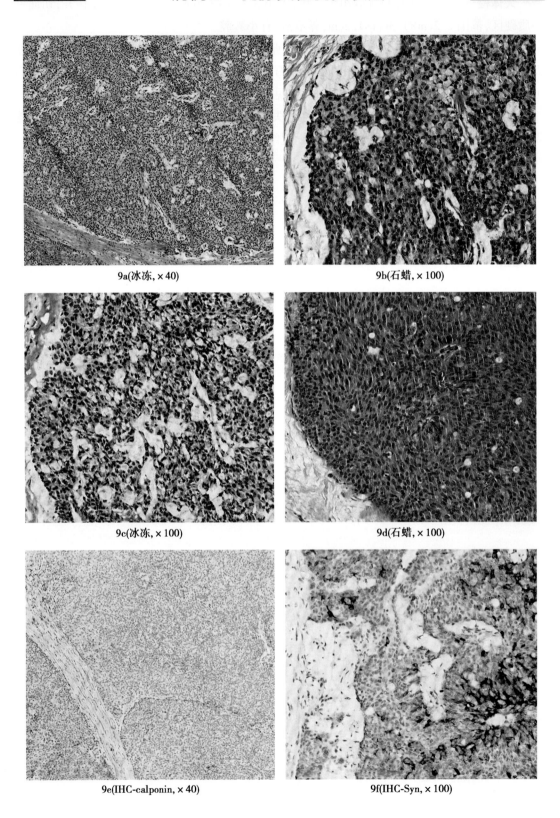

9a(冰冻,×40)

9b(石蜡,×100)

9c(冰冻,×100)

9d(石蜡,×100)

9e(IHC-calponin,×40)

9f(IHC-Syn,×100)

基本资料　女性,73 岁,因疼痛发现右侧乳腺肿物 8 个月余,出现乳头溢液伴间断溢血 2 个月。乳腺 MRI 平扫显示右侧乳腺上象限可见多发结节及肿物影,呈融合状,周围多发条索影,大小约 2.8cm×2.1cm,BI-RADS 5 类。

大体检查　不整形乳腺组织,大小 8cm×6cm×4cm,多切面切开见 2 处肿物,大者 2.3cm×2.0cm×1.8cm,小者 1.4cm×1.0cm×1.0cm,切面均灰白、实性、质糟脆、界不清。

镜下表现　a,肿瘤细胞巢边缘较规则,呈实性结节状;b~c,肿瘤组织可见细胞内、外黏液分泌;d,肿瘤由形态偏一致的卵圆形至梭形细胞构成,纤维血管轴心稀疏可见;e,钙调理蛋白(calponin)免疫组织化学染色显示肿瘤结节周围肌上皮缺失;f,Syn 免疫组织化学染色显示肿瘤细胞部分表达神经内分泌标记物。

诊断依据　乳腺实性乳头状癌通常呈实性多结节状,不像一般的导管内乳头状癌,其并不明显的乳头结构隐藏于实性结节性病变中,肿瘤结节周边不表达肌上皮标记,但并不认为是浸润性病变,而是隶属于原位癌病变,因为不伴有明确浸润性成分的实性乳头状癌呈惰性临床进程。

鉴别诊断　乳腺导管原位癌、乳腺导管内乳头状癌和包裹性乳头状癌。

病例 10 乳腺叶状肿瘤

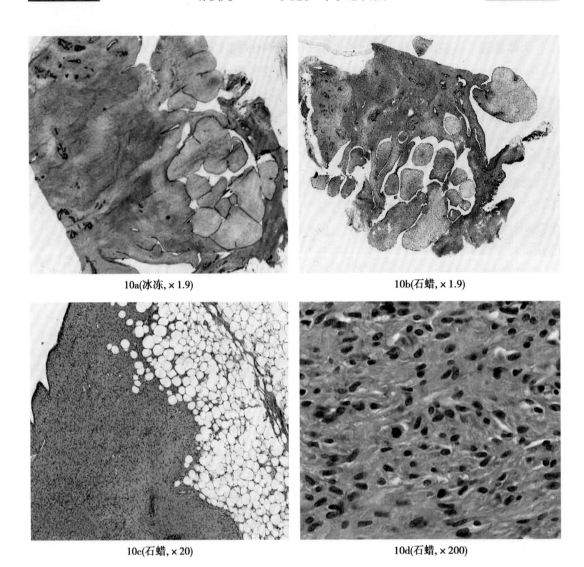

10a(冰冻, ×1.9)

10b(石蜡, ×1.9)

10c(石蜡, ×20)

10d(石蜡, ×200)

基本资料 女性,36 岁。右乳叶状肿瘤术后 1 年余,原手术切口下方发现肿物。

大体检查 (右乳区段切除标本)乳腺组织,大小 5.0cm×3.5cm×2.5cm,多切面切开,切面见一灰白灰黄结节,直径 2.5cm,界尚清,分叶状。

镜下表现 a~b,叶状结构明显,间质细胞分布欠均匀;c,冰冻剩余组织,局部呈浸润性生长;d,冰冻剩余组织,肿瘤细胞较丰富,核中度异型,可见核分裂象。

诊断依据 低倍镜下肿瘤呈分叶状结构,间质细胞丰富,有异型性。

鉴别诊断 乳腺纤维腺瘤、化生性癌、间叶源性肿瘤。

病例 11 乳腺叶状肿瘤

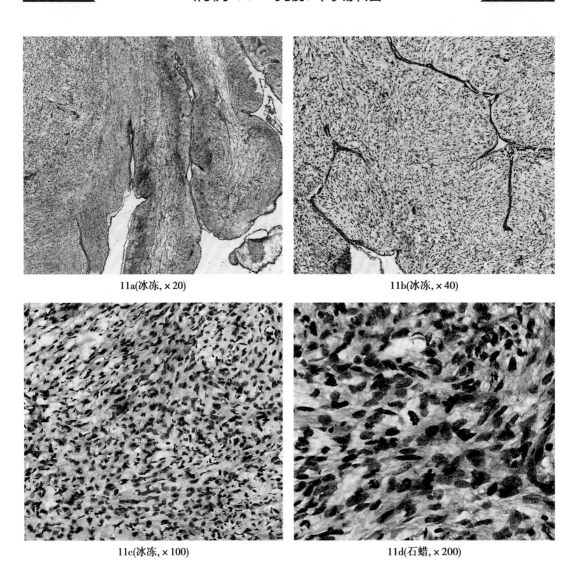

11a(冰冻, ×20)

11b(冰冻, ×40)

11c(冰冻, ×100)

11d(石蜡, ×200)

基本资料　女性,46 岁,左侧乳腺叶状肿瘤术后 10 年,再发左侧乳腺肿物 3 年。乳腺 MRI 平扫显示左侧乳腺外下象限肿物,分叶状,约 5.9cm×4.8cm,BI-RADS 4 类。

大体检查　不整形乳腺组织,大小 10.0cm×7.5cm×4.0cm,上附梭形皮肤,面积 6.5cm× 2.0cm。沿最大面剖开,剖面见一肿物,大小 5.5cm×5.0cm×3.5cm,切面灰白、质韧、分叶状、界尚清,未累及皮肤。

镜下表现　a,乳腺纤维上皮性肿瘤呈分叶状,与周围乳腺边界尚清;b~c,肿瘤间质高度富于细胞,伴有核异型性;d,肿瘤细胞核分裂象多见,可见病理性核分裂象。

诊断依据　乳腺叶状肿瘤,至少为交界性,分叶状结构显著,间质细胞增生显著,间质细胞密度和异型性均较纤维腺瘤有明显升高和增大;随着恶性程度升高,叶状肿瘤可出现不同程度坏死和病理核分裂象。

鉴别诊断　乳腺纤维腺瘤和其他间叶性肿瘤。

病例 12 乳腺腺病

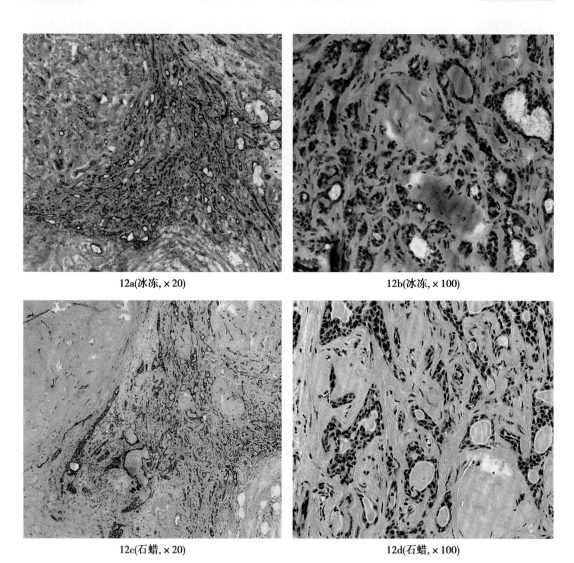

12a(冰冻,×20)

12b(冰冻,×100)

12c(石蜡,×20)

12d(石蜡,×100)

基本资料　女性,42 岁。发现左乳钙化 5 月余,伴双乳胀痛。

大体检查　(左乳肿物)乳腺组织一块,大小 2.5cm×2.5cm×0.6cm,多切面切开,见一灰白结节,直径 0.6cm,切面灰白,界清。

镜下表现　a,腺体增生,排列紊乱,但常有极向感;b,腺体受压变形,腺腔狭小、拉长或闭塞,部分呈条索状;c,腺体结构紊乱,间质硬化;d,导管扭曲变形,腺体周围可见衬覆的肌上皮。

诊断依据　低倍镜下小叶中心性生长模式是其诊断的重要特征。腺腔周围可见肌上皮,上皮细胞无异型性。

鉴别诊断　乳腺浸润性癌。

病例 13　乳腺颗粒细胞瘤

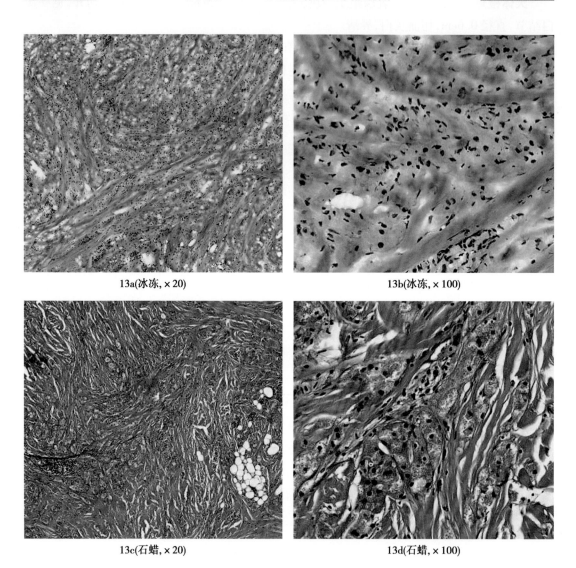

13a(冰冻,×20)

13b(冰冻,×100)

13c(石蜡,×20)

13d(石蜡,×100)

基本资料　女性,49 岁。

大体检查　(左乳肿物)乳腺组织一块,大小 5.0cm×4.0cm×3.5cm,多切面切开,切面局部灰白质硬,范围 2.8cm×2.5cm×2.0cm,界不清。

镜下表现　a,浸润性生长;b,肿瘤细胞胞质丰富、粉染,细胞界限不清;c,浸润性生长;d,肿瘤细胞胞质丰富、颗粒状。

鉴别诊断　乳腺浸润性癌。

病例 14 乳腺神经内分泌癌

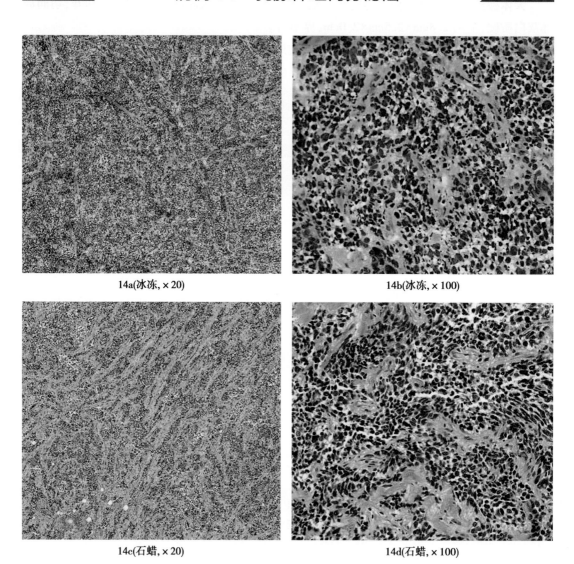

14a(冰冻, ×20)

14b(冰冻, ×100)

14c(石蜡, ×20)

14d(石蜡, ×100)

基本资料　女性,47 岁。

大体检查　(左乳肿物)乳腺组织一块,大小 5.5cm×4.0cm×2.8cm,上附梭形皮肤,面积 3.5cm×0.6cm,距皮肤 0.5cm 见一灰白肿物,大小 1.8cm×1.7cm×1.6cm,界尚清。

镜下表现　a,肿瘤实性巢片状生长,间质富于血管;b,肿瘤细胞明显异型,胞质稀少,核深染,核仁不清;c,肿瘤排列呈缎带样、巢状;d,肿瘤细胞胞质稀少,核深染,核仁不清。

鉴别诊断　乳腺浸润性癌、淋巴瘤。

病例 15 乳腺化生性癌

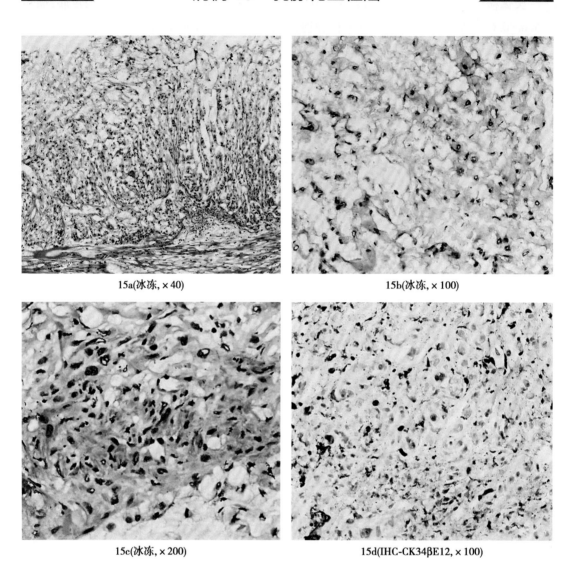

15a(冰冻, ×40)

15b(冰冻, ×100)

15c(冰冻, ×200)

15d(IHC-CK34βE12, ×100)

基本资料　女性,66 岁,发现左侧乳腺肿物 1 个月。乳腺超声提示左侧乳腺上方及外上象限探及多个低回声,最大约 3.5cm×2.4cm,形态不规则,边界欠清。

大体检查　不整形乳腺组织,大小 7.0cm×5.0cm×4.5cm,多切面切开见一肿物,大小 3.0cm×2.7cm×2.5cm,切面灰白、灰黄,部分灰红,质软,界尚清。

镜下表现　a,显示富于黏液样间质的肿瘤;b,肿瘤细胞类似软骨细胞散在分布于黏液样间质中;c,部分区域细胞较密集,异型较明显;d,CK34βE12 免疫组织化学染色显示肿瘤细胞呈高分子 CK 阳性表达。

诊断依据　乳腺化生性癌,指肿瘤性腺上皮转化为鳞状细胞、梭形细胞或间叶样成分的一组异质性疾病,属于特殊类型的乳腺浸润性癌,大多为 ER、PR 和 HER2 三阴表达,而不同程度表达高分子 CK;本例肿瘤细胞存在于广泛的黏液软骨样基质中。

鉴别诊断　转移性或原发性乳腺间叶性肿瘤。

病例 16　乳腺化生性癌

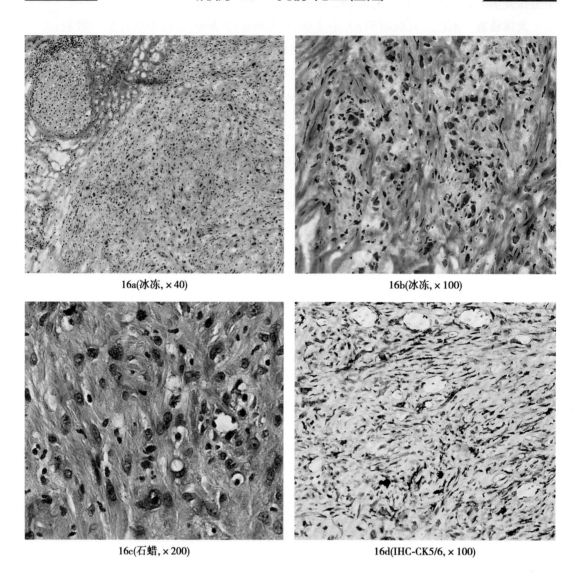

16a(冰冻,×40)

16b(冰冻,×100)

16c(石蜡,×200)

16d(IHC-CK5/6,×100)

基本资料　女性,64 岁,自查发现近右腋下肿物 1 个月余。乳腺 MRI 平扫显示右侧乳腺外上象限异常信号结节,大小约 2.3cm×1.9cm,形态尚规则,BI-RADS 5 类。

大体检查　不整形乳腺组织,大小 2.6cm×2.0cm×2.0cm,切面灰白、实性、质硬,界不清。

镜下表现　a,梭形细胞肿瘤,边界欠清,周围似可见导管内病变;b,肿瘤细胞异型明显;c,可见多量核分裂象;d,CK5/6 免疫组织化学染色显示灶状肿瘤细胞高分子 CK 阳性表达。

诊断依据　参见病例 15。本例以显著异型的梭形细胞形态为主,伴有灶状高分子 CK 的阳性表达。

鉴别诊断　转移性或原发性乳腺间叶性肿瘤。

病例 17 乳头腺瘤（旺炽型乳头状瘤病）

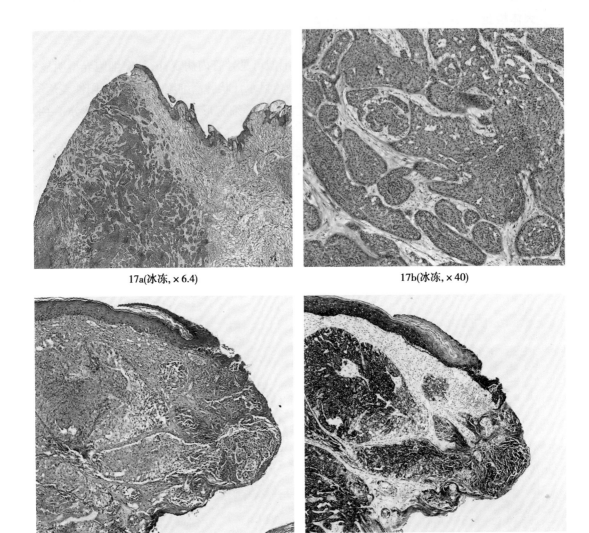

17a(冰冻,×6.4)

17b(冰冻,×40)

17c(石蜡,×40)

17d(IHC-CK5/6,×100)

基本资料　女性,34 岁,发现左侧乳腺肿物 1 个月余。乳腺 MRI 平扫显示左侧乳腺乳头区肿物,范围约 1.3cm×1.2cm,考虑 BI-RADS 4 类,导管内乳头状肿瘤不确定。

大体检查　带皮组织,大小 2.0cm×1.5cm×1.4cm,上附皮肤,面积 1.8cm×1.0cm,皮肤无破溃,沿最大面剖开,剖面见一肿物,大小 1.3cm×1.3cm×1.0cm,切面灰白、质硬、实性、界清。

镜下表现　a,乳头下方管状结构不规则增生性病变,边界较清楚;b,腺管上皮可呈显著增生,导管周围可见基底膜样物质;c,冰冻剩余石蜡包埋组织显示病变与乳头皮肤相延续;d,肿瘤细胞 CK5/6 免疫组织化学染色呈阳性。

诊断依据　乳头腺瘤(旺炽型乳头状瘤病),是累及乳头部表浅导管的良性上皮性增生病变,通常可见到与表皮的延续,导管上皮往往伴有普通型增生,免疫组织化学显示肌上皮层完整,导管上皮细胞不同程度表达 CK5/6 和雌激素受体(ER)等。

鉴别诊断　累及乳头的浸润性癌、近乳头部的乳腺导管内乳头状瘤。

病例 18　淋巴结转移性癌

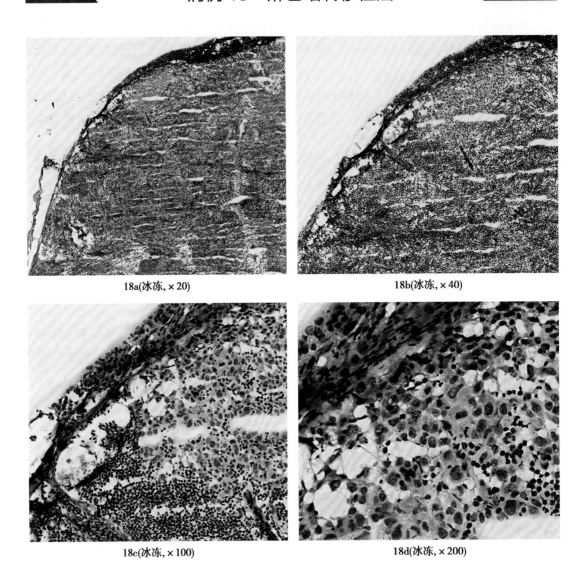

18a(冰冻,×20)

18b(冰冻,×40)

18c(冰冻,×100)

18d(冰冻,×200)

基本资料 女性,63岁,体检发现右侧乳腺肿物5年,逐渐增大,近2周增大明显。

大体检查 结节1枚,直径1cm,富含脂肪。

镜下表现 a~b,低倍视野病变不明显;c,视野放大,淋巴结边缘窦可见形态不规则的异型细胞团,核质比增大;d,高倍视野下,不同于组织细胞,异型细胞的胞质界限清晰,可见核分裂象,符合转移性癌特征。

诊断依据 淋巴结转移性癌,当转移性成分较少时容易发生冰冻漏诊,通常发生在淋巴结被膜下边缘窦,也有少见分布于髓窦内的情况,此时需仔细观察细胞界限是否清晰,细胞核的异型性和管状结构分布是否具有聚集性。

鉴别诊断 淋巴窦内组织细胞增生和淋巴结内毛细血管后微静脉增生。

(应建明　郭嫦媛　朱玥璐　白洁　饶薇)

第八章

其他系统肿瘤

本章收录冰冻诊断病例为前述章节无法归类者。外科关注点即为冰冻基本关注要点，即病变是否为肿瘤，考虑为良性还是恶性，若为恶性，是癌、淋巴瘤还是肉瘤等。

病例 1　副神经节瘤

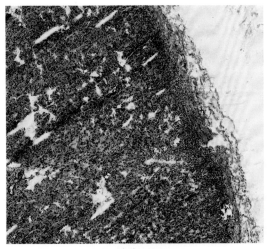

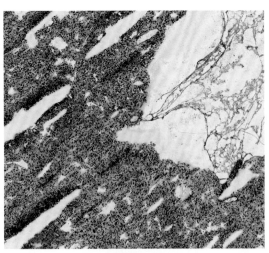

1a(冰冻，×20)　　　　　　　　　　1b(冰冻，×40)

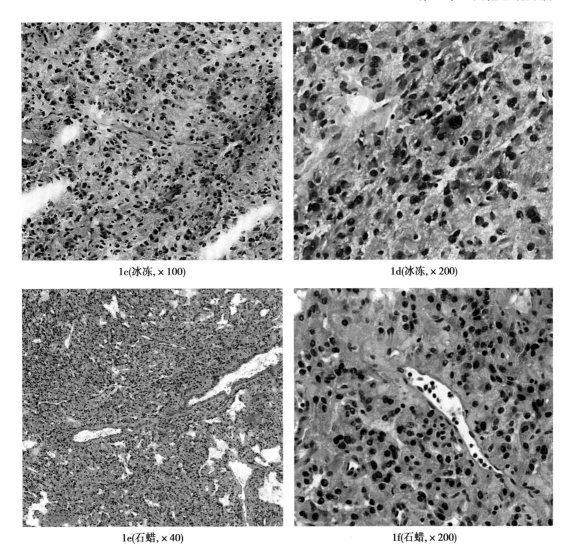

1c(冰冻,×100)　　　　　　　　　　1d(冰冻,×200)

1e(石蜡,×40)　　　　　　　　　　1f(石蜡,×200)

基本资料　女性,53 岁。右下腹不适 1 年,近 1 个月不适加重。

大体检查　结节 1 枚,大小 4.3cm×4.0cm×2.0cm,切面红褐色质软。

镜下表现　肿瘤组织边界清楚(a),局部伴有囊性变或出血(b),瘤细胞呈上皮样细胞形态,瘤细胞巢周围富于纤维血管间质成分,局部有出血(c、e),核显示多形性,核分裂象未见(d、f)。

诊断依据　肿瘤位于腹膜后,瘤组织呈上皮样细胞,可见出血及巢团状结构(器官样结构),提示副神经节瘤。

鉴别诊断　术中冰冻诊断倾向为副神经节瘤,结合肿瘤发生部位及临床病史非常重要,需除外肾上腺来源的嗜铬细胞瘤,转移性肿瘤主要应除外神经内分泌肿瘤、转移性癌及黑色素瘤,明确诊断依赖石蜡切片及免疫组织化学检查。

病例 2 经典型霍奇金淋巴瘤（结节硬化型）

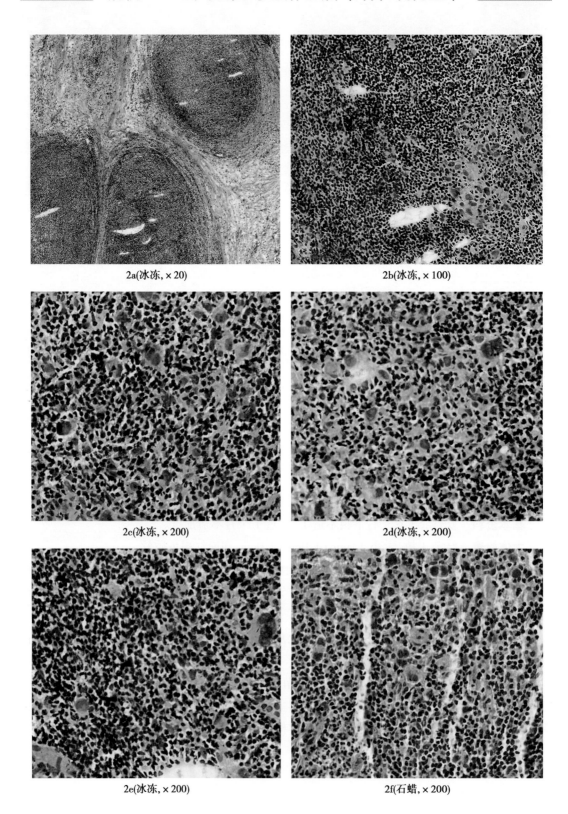

2a(冰冻, ×20)

2b(冰冻, ×100)

2c(冰冻, ×200)

2d(冰冻, ×200)

2e(冰冻, ×200)

2f(石蜡, ×200)

基本资料　女性,19岁。3个月前无意间发现右锁骨上肿物,自感无明显增大,无发热及疼痛。

大体检查　右锁骨上结节样肿物,大小1.2cm×1.2cm×0.8cm,切面灰白灰黄,可见纤维分隔,质地韧。

镜下表现　淋巴结结构破坏,可见大小不等滤泡样结构(a),典型滤泡结构消失(b),滤泡内可见核大异型细胞(c、d),可见散在多核大细胞(e)以及少许嗜酸性粒细胞(f)。

诊断依据　冰冻诊断考虑为经典型霍奇金淋巴瘤。主要依据为患者年轻,颈部多发肿大淋巴结,镜下检查可见淋巴结结构破坏,可见散在核大异型细胞及多核异型细胞,淋巴结纤维化显著。

鉴别诊断　淋巴瘤不宜术中冰冻,术中冰冻主要除外转移性癌或特异性感染性病变。结节硬化型经典型霍奇金淋巴瘤,形态特点较为显著,冰冻切片较为明确时可作出倾向性诊断,最终诊断需要石蜡切片及相关免疫组织化学检查支持。

病例 3　巨大淋巴结增生症（Castleman 病）

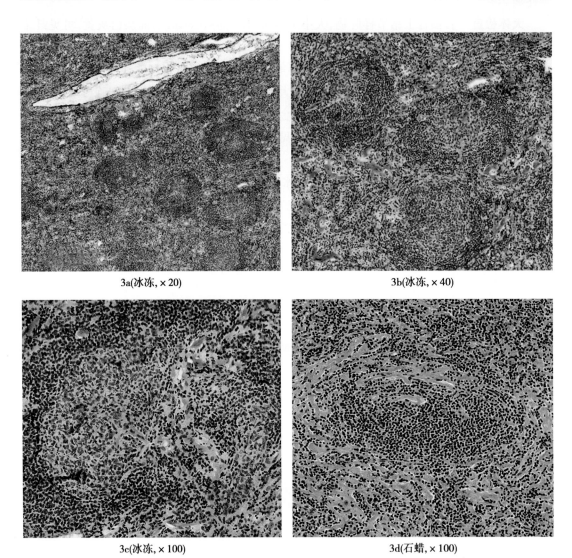

3a(冰冻, ×20)

3b(冰冻, ×40)

3c(冰冻, ×100)

3d(石蜡, ×100)

基本资料　男性,43 岁,发现右颈部多发肿大淋巴结。

大体检查　右上颈肿物 3 枚,最大径 1.0~1.8cm。

镜下表现　淋巴结结构紊乱,可见大小不等滤泡样结构,生发中心萎缩(a、b),滤泡内及滤泡间可见较多小血管结构(b、d),局部滤泡扩大,可见模糊双生发中心,以及套区同心圆层样分布的淋巴细胞(c)。

诊断依据　术中冰冻诊断,淋巴结增生性病变,可见小血管穿行淋巴滤泡,考虑为巨大淋巴结增生症(Castleman 病)。

鉴别诊断　术中淋巴结冰冻诊断主要除外转移性肿瘤,巨大淋巴结增生症术中冰冻不易与低级别淋巴瘤相鉴别,形态典型时可作出倾向性诊断,明确诊断需待石蜡切片,必要时还需借助免疫组织化学检查及基因重排检查。

病例 4　脉管内平滑肌肉瘤

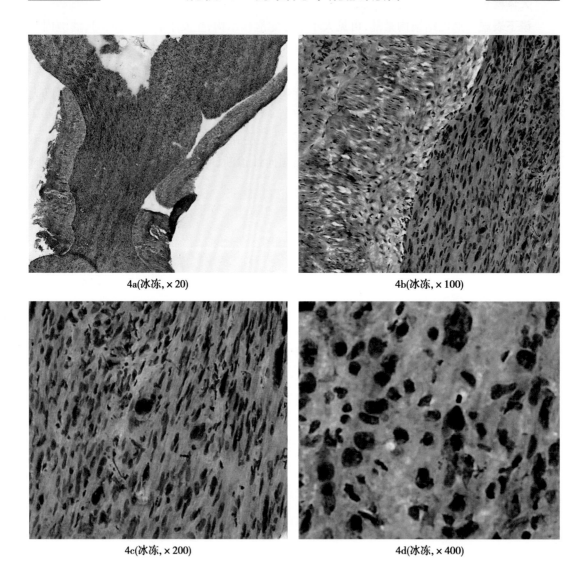

4a(冰冻,×20)

4b(冰冻,×100)

4c(冰冻,×200)

4d(冰冻,×400)

基本资料　男性,72 岁,左前臂平滑肌肉瘤外院术后。

大体检查　浅静脉切缘。

镜下表现　脉管腔内可见肿瘤组织(a、b),主要呈梭形细胞形态,部分上皮样(c),细胞异型性显著,核分裂象易见(d)。

诊断依据　本例送检标本为切缘,主要观察有无肿瘤存在,因此术中冰冻诊断为脉管内可见肉瘤组织,结合病史符合平滑肌肉瘤累及。

鉴别诊断　平滑肌肿瘤的鉴别包括与平滑肌以外肿瘤的鉴别,以及平滑肌肿瘤良恶性的鉴别。一般平滑肌肉瘤诊断主要结合细胞异型性、核分裂象及坏死特点。术中冰冻一般很难作出明确诊断,若形态较为典型,瘤细胞未见明显异型性,未见坏死及核分裂象,可诊断为平滑肌瘤。若恶性特征显著,可诊断为肉瘤,待石蜡切片及免疫组织化学检查鉴别类型;若形态介于两者,可考虑为不典型平滑肌源性肿瘤,需待石蜡切片鉴别良恶性,抑或行描述性诊断。

病例5　普通型脊索瘤

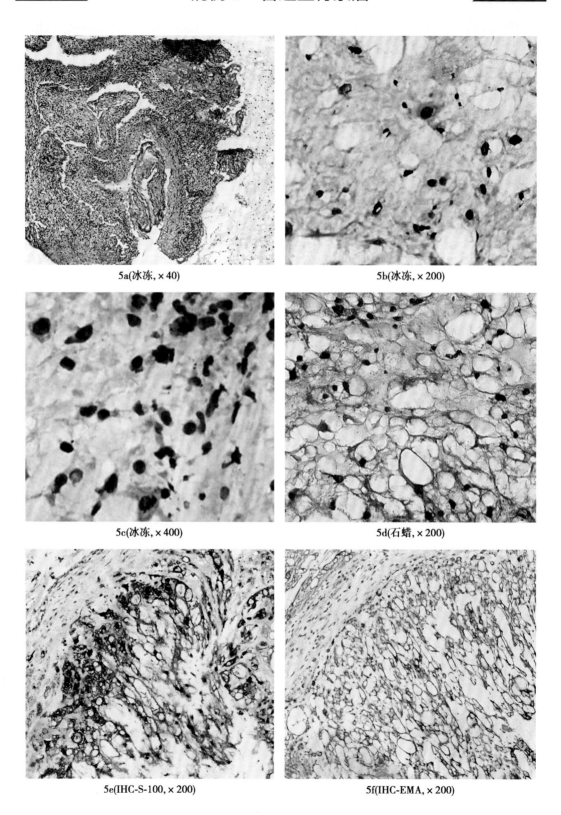

5a(冰冻，×40)

5b(冰冻，×200)

5c(冰冻，×400)

5d(石蜡，×200)

5e(IHC-S-100，×200)

5f(IHC-EMA，×200)

基本资料　男性,26 岁,颅底斜坡占位。

大体检查　斜坡肿物,灰红灰白破碎胶冻样组织一小堆,大小 1.0cm×0.5cm×0.5cm。

镜下表现　肿瘤组织富含黏液间质,细胞稀疏(a、b),胞质丰富呈上皮样,异型性不显著,部分细胞空泡样(c、d)。石蜡切片免疫组织化学 S-100 及 EMA 阳性表达(e、f)支持脊索瘤诊断。

诊断依据　术中冰冻考虑为脊索瘤(普通型)。主要诊断依据包括病变部位,肿瘤浸润性生长,上皮样细胞形态,较温和,间质富含黏液,未见坏死。

鉴别诊断　脊索瘤通常分为普通型脊索瘤、软骨样脊索瘤、低分化脊索瘤及去分化脊索瘤四种亚型。由于肿瘤富含黏液,冰冻制片容易造成假象,因此诊断脊索瘤有很大的挑战性,需待石蜡切片及免疫组织化学检查辅助诊断。术中结合解剖部位及细胞学形态特点主要与黏液乳头状室管膜瘤和软骨肉瘤鉴别。

病例 6　淋巴结转移性甲状腺乳头状癌

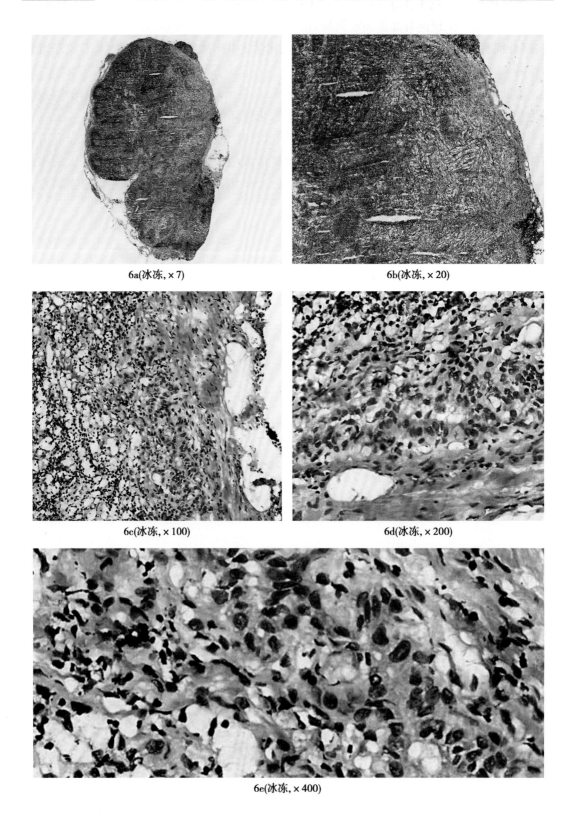

6a(冰冻,×7)

6b(冰冻,×20)

6c(冰冻,×100)

6d(冰冻,×200)

6e(冰冻,×400)

基本资料 女性,28 岁,超声提示甲状腺恶性肿瘤。

大体检查 右颈 3 区淋巴结,结节 1 枚,直径 0.3cm。

镜下表现 淋巴结被膜下可见小灶上皮细胞团(a、b),部分伴有腺样结构(c、d),细胞有异型性,核排列拥挤,可见核内包涵体(e)。

诊断依据 术中冰冻诊断,淋巴结转移性癌,符合转移性甲状腺乳头状癌。主要结合超声检查提示甲状腺恶性肿瘤,其次结合病变有甲状腺滤泡样结构,细胞核内可见包涵体作出冰冻诊断。

鉴别诊断 主要结合细胞异型性,鉴别淋巴结包含性良性上皮团,尤其是颈部淋巴结可有涎腺上皮细胞包含物。其次结合临床病史排除来自其他部位的腺癌转移,比如乳腺或肺腺癌转移。

病例 7 腹膜假黏液瘤，伴高级别异型上皮病变

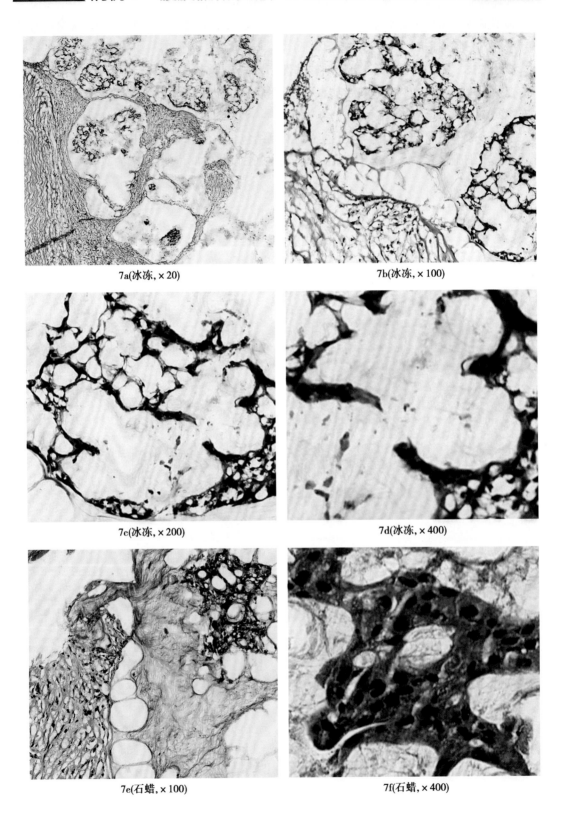

7a(冰冻,×20)

7b(冰冻,×100)

7c(冰冻,×200)

7d(冰冻,×400)

7e(石蜡,×100)

7f(石蜡,×400)

基本资料 男性,52岁,腹膜后发现占位。

大体检查 腹膜后肿物,灰白质韧组织,大小1.4cm×0.7cm×0.2cm,略呈半透明状。

镜下表现 纤维脂肪内可见大量黏液聚积(a),部分黏液湖内可见漂浮异型黏液细胞团(b、c、e),细胞核深染,异型性显著(d、f)。

诊断依据 冰冻诊断,纤维脂肪内可见大量黏液聚积及漂浮少许异型上皮细胞团,符合腹膜假黏液瘤,伴高级别异型上皮病变。

鉴别诊断 术中冰冻鉴别诊断主要除外伴有显著黏液样变的软组织肿瘤,明确为腹膜假黏液瘤。术中冰冻可不考虑上皮异型性级别,无论上皮异型级别高低,腹膜假黏液瘤的治疗方案无显著差异,主要包括术中化疗及肿瘤细胞减灭治疗。

病例 8 淋巴结肉芽肿性炎，伴有坏死

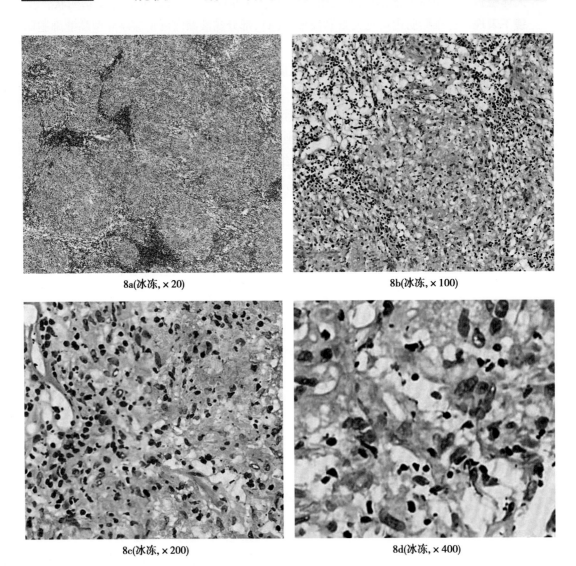

8a(冰冻,×20)

8b(冰冻,×100)

8c(冰冻,×200)

8d(冰冻,×400)

基本资料　女性,65 岁,临床提示左肺下叶癌。

大体检查　气管前腔静脉后低位淋巴结,炭黑结节 1 枚,大小 2.5cm×1.5cm×1.0cm,切面灰白,质地稍韧。

镜下表现　淋巴结内可见多灶上皮样细胞团,局灶伴有坏死,可见多核巨细胞反应。

诊断依据　术中冰冻诊断比较明确,淋巴结肉芽肿性炎,伴有坏死,未见转移性癌。

鉴别诊断　肉芽肿性结节,除结节病、结核等特殊感染外,癌或霍奇金淋巴瘤有时可伴有肉芽肿反应,因此术中冰冻重点要除外转移癌和淋巴瘤的可能性。

病例 9 腹壁转移性胃腺癌

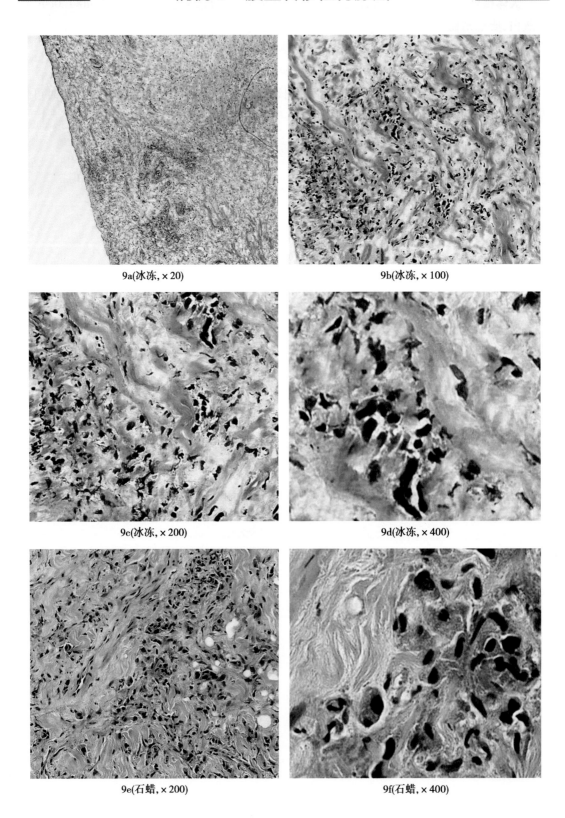

9a(冰冻,×20)

9b(冰冻,×100)

9c(冰冻,×200)

9d(冰冻,×400)

9e(石蜡,×200)

9f(石蜡,×400)

基本资料　男性,67 岁,临床提示"胃恶性肿瘤"。

大体检查　腹壁肿物,灰白质韧组织一块,大小 0.8cm×0.5cm×0.4cm。

镜下表现　玻璃样变纤维组织内可见灶状浸润的核深染细胞团,部分细胞异型性明显。

诊断依据　结合胃恶性肿瘤病史及镜检所见显著异型细胞团,术中冰冻诊断符合转移性分化差的癌。

鉴别诊断　主要与软组织肿瘤、间皮瘤及炎症性病变鉴别。术中冰冻诊断,结合临床病史尤为重要。

病例 10 胶质母细胞瘤

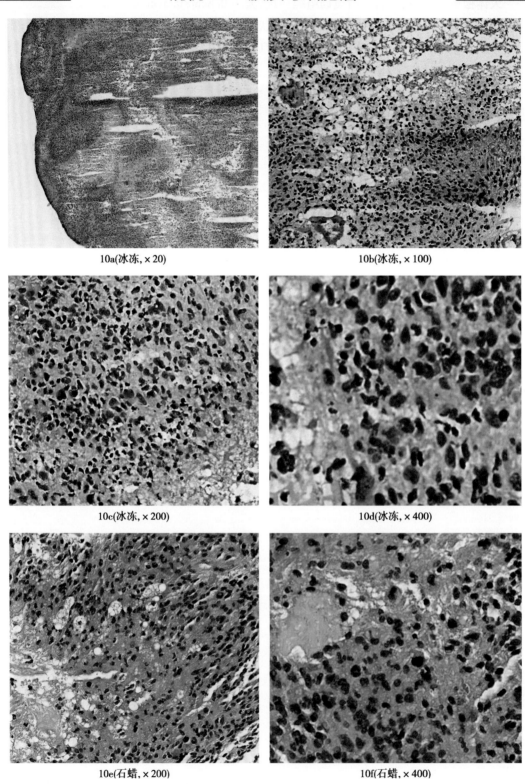

10a(冰冻,×20)

10b(冰冻,×100)

10c(冰冻,×200)

10d(冰冻,×400)

10e(石蜡,×200)

10f(石蜡,×400)

基本资料　男性,58 岁,发现脑部额叶占位。

大体检查　右额叶病变,灰白破碎组织一堆,大小 0.5cm×0.5cm×0.3cm,质软。

镜下表现　脑组织内可见肿瘤弥漫分布,可见多灶坏死(a、b),坏死灶周围瘤细胞密集,细胞异型性显著(c~f)。

诊断依据　细胞明显异型性,结合弥漫性分布及坏死特点,术中冰冻可诊断为高级别胶质肿瘤,符合胶质母细胞瘤。

鉴别诊断　脑外科术中冰冻首先要确认外科医师送检标本是否取到肿瘤,其次主要鉴别是神经胶质肿瘤、转移癌或是淋巴瘤。胶质母细胞瘤术中诊断相对容易,其难点在于若为特殊形态,如细胞形态主要为小细胞性形态时不易鉴别,或是送检物坏死显著,则与伴有广泛坏死的转移性分化差的癌或淋巴瘤不易鉴别,需要结合临床或再次送检冰冻诊断。

病例 11 淋巴结异位痣细胞团

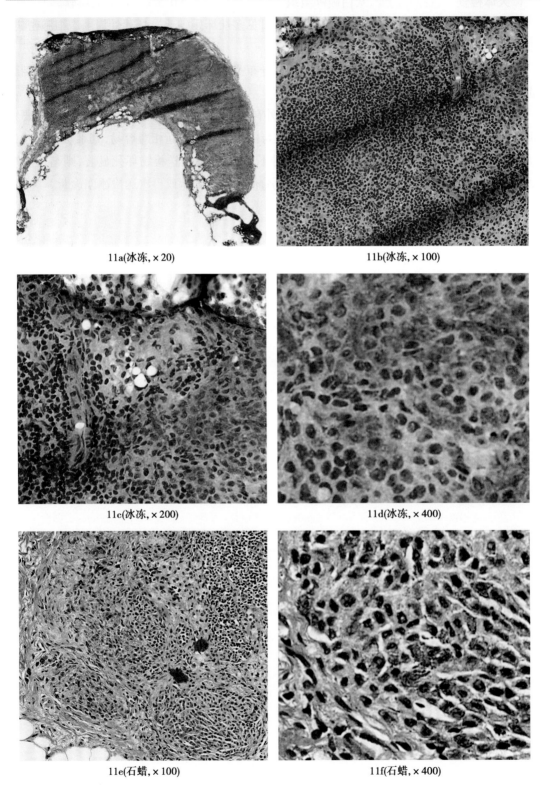

11a(冰冻,×20)

11b(冰冻,×100)

11c(冰冻,×200)

11d(冰冻,×400)

11e(石蜡,×100)

11f(石蜡,×400)

基本资料 女性,54 岁,左侧乳腺癌。

大体检查 术中送检腋窝前哨淋巴结,结节 1 枚,直径 0.8cm,质地中等。

镜下表现 淋巴结被膜及被膜下可见数个小灶细胞团(a~c、e),细胞形态较温和、一致,上皮样,胞质内含有色素(d、f)。

诊断依据 术中冰冻诊断,淋巴结被膜下可见数个小灶、形态较一致、温和的细胞团,部分胞质内可见色素,符合淋巴结异位痣细胞团。

鉴别诊断 淋巴结异位痣细胞团,多为偶然发现,可能与先天性皮肤痣有关。乳腺癌腋窝前哨淋巴结中发现异位痣细胞团的概率相对较高,术中冰冻诊断有时会误诊为转移性乳腺癌,细胞胞质内含有色素是一个重要的提示信息,结合温和细胞形态可作出诊断,其次结合临床病史要除外转移性黑色素瘤。术中鉴别有困难时,可待石蜡切片借助免疫组织化学检查鉴别,痣细胞团几乎均阳性表达 S-100 及 Melan-A,增殖指数 Ki-67 表达极低或阴性表达。

病例 12 黏膜相关淋巴组织结外边缘带淋巴瘤

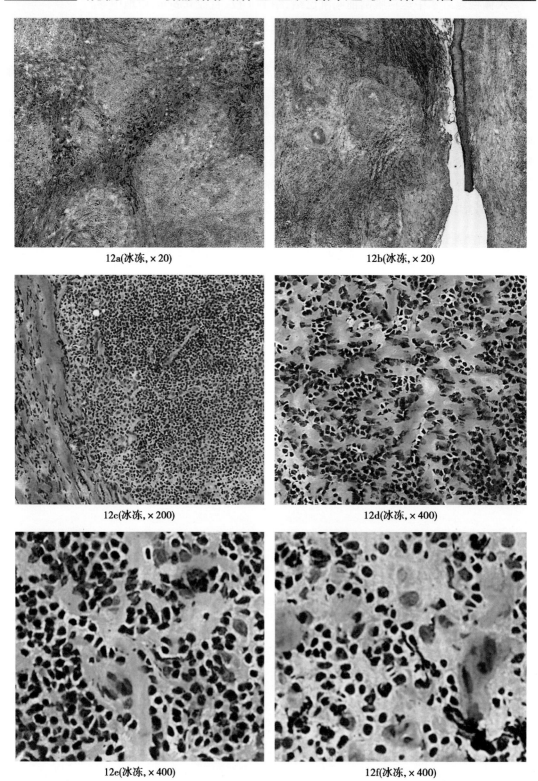

12a(冰冻, × 20)

12b(冰冻, × 20)

12c(冰冻, × 200)

12d(冰冻, × 400)

12e(冰冻, × 400)

12f(冰冻, × 400)

基本资料 女性,64 岁,眼眶肿物。

大体检查 灰白结节状肿物,周围有包膜,大小 2.0cm×1.5cm×0.8cm,切面灰白,实性,质中。

镜下表现 皮肤、皮下及横纹肌组织内可见大量浸润的淋巴样细胞,呈多结节状(a、b),细胞密集区无明显滤泡结构,细胞异型性不明显(c、d),高倍镜下可见细胞形态相对较小,可见核偏位的浆细胞样细胞(e、f)。

诊断依据 淋巴样细胞结节状浸润,无明显滤泡结构,细胞形态较小,异型性不明显,冰冻诊断首先考虑为淋巴造血系统肿瘤,在眼眶部位,黏膜相关淋巴组织结外边缘带淋巴瘤是最常见的淋巴瘤,明确诊断需要待石蜡切片,结合相关免疫组织化学及基因重排检查。

鉴别诊断 术中冰冻要首先根据细胞异型性除外原发及转移性癌,其次结合临床病史及细胞学形态鉴别除外黑色素瘤,最后待石蜡切片鉴别非肿瘤性淋巴组织增生性病变及进一步鉴别淋巴瘤分型。

(马沛卿 郭蕾 曹琪)

第九章

术中细胞学检查

第一节　术中腹水及腹盆腔冲洗液细胞学检查

一、临床意义

（一）与部分女性生殖系统肿瘤的分期相关

1. 与卵巢癌的分期有关。1975 年进入国际妇产科联盟（FIGO）分期，冲洗液或腹水细胞学阳性归入 I C 期。

2. 与子宫内膜癌、宫颈、阴道、外阴恶性肿瘤的分期无关。在是否与子宫内膜癌分期有关的问题上，经历了一个变化过程。1988 年 FIGO 分期中，冲洗液或腹水细胞学阳性归入 ⅢA 期，而 2009 年 FIGO 分期中，细胞学结果不再与分期相关。有研究显示，子宫内膜癌细胞在术前宫腔镜检查、诊刮及手术操作等情况下均可以经输卵管逆行进入腹腔，因此术中腹腔冲洗液中的癌细胞并不与肿瘤分期相关。

（二）与胃癌的分期相关

1998 年日本《胃癌处理规约》推荐将术中腹水和腹腔冲洗液细胞学检查作为胃癌分期的依据。2010 年第七版美国癌症联合会（AJCC）胃癌分期中也将术中腹水和腹腔冲洗液细胞学阳性患者归为 M_1 期，也就是Ⅳ期。

二、标本采集和处理

1. 标本采集由临床医生在术中完成。

2. 将 200ml 的无菌生理盐水注入腹盆腔,冲洗,然后将冲洗液吸出。

3. 冲洗液与肝素(3IU/ml 冲洗液)混合后送细胞学室。

4. 制备细胞学涂片,包括传统涂片与液基涂片,HE/巴氏染色。必要时液基剩余细胞可以离心后制作细胞蜡块,以便进一步做免疫细胞化学检测。

三、细胞学诊断分级及对应的常见组织学类型

1. 非肿瘤性细胞学改变,包括但不限于:

- 增生间皮细胞
- 子宫内膜异位
- 输卵管内膜异位

2. 肿瘤性病变(细胞形态无法鉴别交界性肿瘤与分化好的癌),包括但不限于:

- 交界性浆液性肿瘤
- 低级别浆液性癌
- 黏液性肿瘤
- 颗粒细胞瘤
- 畸胎瘤

3. 恶性肿瘤,包括但不限于:

- 高级别浆液性癌
- 子宫内膜样癌
- 透明细胞癌
- 生殖细胞肿瘤(无性细胞瘤、胚胎性癌、绒毛膜癌、混合性生殖细胞肿瘤)
- 胃腺癌

四、常见诊断难点

1. 卵巢良性肿瘤很少会出现在冲洗液中,但由于肿瘤破裂或肿瘤表面乳头状生长时,冲洗液中会出现肿瘤细胞,而被误诊为交界性肿瘤。

2. 卵巢交界性肿瘤与分化好的癌在细胞学形态上不易鉴别。分化好的癌会低诊,被误认为交界性;而交界性肿瘤有时细胞异型性明显,会被误认为癌。

3. 低级别子宫内膜癌与良性细胞很难鉴别,如反应性间皮、异位的子宫内膜细胞和异位的输卵管细胞。

病例1 输卵管高级别浆液性癌
（术中腹腔冲洗液）

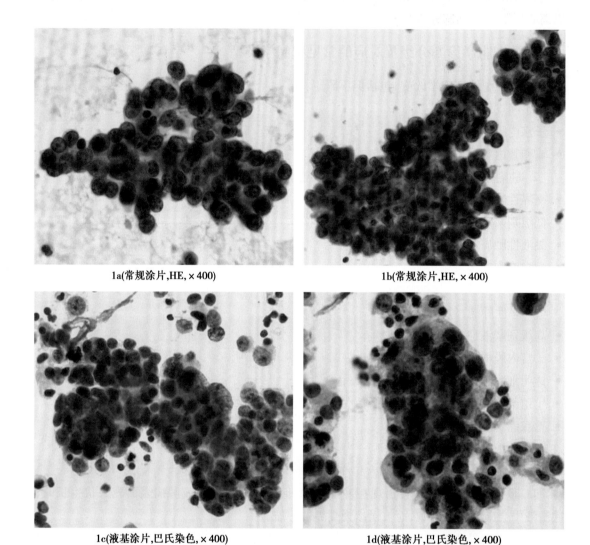

1a(常规涂片,HE,×400)

1b(常规涂片,HE,×400)

1c(液基涂片,巴氏染色,×400)

1d(液基涂片,巴氏染色,×400)

基本资料　女性,52 岁,体检发现盆腔肿物。MRI 示左附件囊实性肿物,最大截面约5.5cm×3.6cm,考虑恶性。

镜下表现　涂片中见成团的上皮样细胞,细胞团排列紧密,可见共用胞质缘,胞质疏松(d)。上皮样细胞核质比高,核染色质分布不均匀,有明显的核膜、核仁,核大小轻度不一(a~d)。

术中细胞学诊断　有分化差的癌细胞,考虑为腺癌细胞。

诊断依据　涂片中见成团的上皮样细胞,细胞团排列紧密,共用胞质缘,胞质疏松(d),这些特点可明确为外源性腺上皮细胞。肿瘤细胞核质比高,核染色质分布不均匀,有明显的核膜、核仁,核大小轻度不一,具有恶性特点。因此可以诊断为腺癌细胞。

鉴别诊断　本例主要有两方面的鉴别,首先与增生的间皮细胞鉴别,根据细胞团紧密的排列、共用胞质缘和疏松的胞质这些特点可以与间皮细胞鉴别;其次与交界性肿瘤相鉴别,本例肿瘤细胞核质比高,细胞核有轻度的大小不一,核染色质分布不均匀并可见明显的核仁,这些特点可以和交界性肿瘤相鉴别。

术后病理　左侧输卵管高级别浆液性癌,肿瘤大小 3.7cm×3.0cm×2.5cm,可见脉管瘤栓,盆腔腹膜可见癌累及。

病例2 卵巢交界性肿瘤（术中腹腔冲洗液）

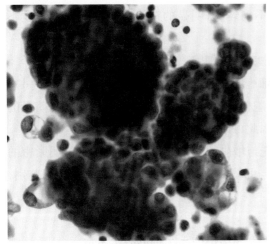

2a(常规涂片,HE,×400)

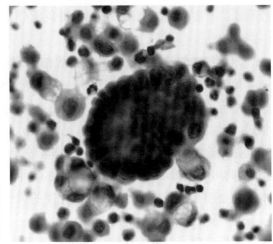

2b(常规涂片,HE,×400)

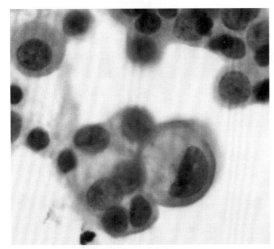

2c(液基涂片,巴氏染色,×400)

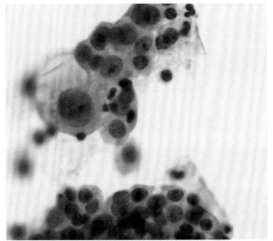

2d(液基涂片,巴氏染色,×400)

基本资料　女性,23 岁,体检发现盆腔肿物。

镜下表现　涂片中见乳头状排列的上皮样细胞团,细胞团排列紧密,边缘呈柱状特点(b),胞质疏松可见黏液空泡(c)。上皮样细胞,核质比较低,核染色质分布均匀,有一小核仁(a~d)。

术中细胞学诊断　有肿瘤细胞,细胞轻度异型,符合交界性肿瘤。

诊断依据　涂片中见乳头状排列的上皮样细胞,细胞团排列紧密,边缘呈柱状特点(b),胞质疏松可见黏液空泡(c),可明确为外源性腺上皮细胞。但此腺上皮细胞核质比较低,核染色质分布均匀,有一小核仁,恶性特征不明显,尚不能明确诊断为腺癌细胞。需要鉴别交界性肿瘤细胞,根据术中冰冻的结果"交界性肿瘤",细胞学形态可以符合交界性肿瘤。

鉴别诊断　本例主要有两方面的鉴别,首先与增生的间皮细胞鉴别,本例细胞团排列紧密,胞质边缘呈柱状结构,胞质内有黏液空泡,依据这些特点可与间皮细胞团相鉴别。其次与腺癌相鉴别,本例肿瘤细胞核质比较低,核染色质分布均匀,细胞核的恶性特征不明显,这些特点不足以直接诊断为腺癌细胞。但是分化好的腺癌细胞在细胞形态上很难和交界性肿瘤鉴别,两者鉴别主要依靠原发肿瘤的组织学类型。

术后病理　双卵巢交界性肿瘤,浆液性上皮为主,部分为黏液性上皮;伴较多乳头及微乳头形态。肿瘤广泛种植于双输卵管、子宫浆膜及腹膜。主要呈非浸润性种植,局部为浸润性种植。淋巴结内浆液性肿瘤侵犯,呈交界性形态,可见乳头及微乳头结构。

病例3 高分化子宫内膜样腺癌
（术中腹腔冲洗液）

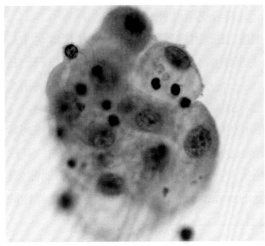

3a(液基涂片,巴氏染色,×400)

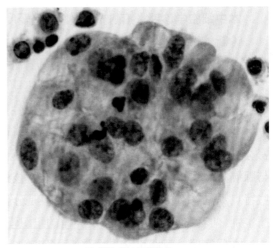

3b(液基涂片,巴氏染色,×400)

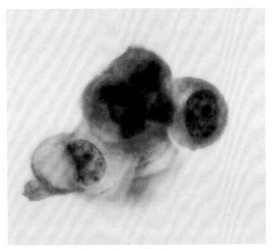

3c(液基涂片,巴氏染色,×400)

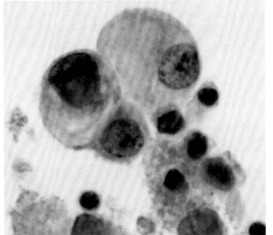

3d(液基涂片,巴氏染色,×400)

基本资料 女性,48 岁,诊刮诊断子宫内膜癌。

镜下表现 涂片中见乳头状和小簇状排列的上皮样细胞,细胞团可见共用胞质缘。另外胞质疏松并可见黏液空泡。上皮样细胞的核质比较低,核染色质分布均匀,有一小核仁(a~d)。

术中细胞学诊断 有上皮细胞团,考虑子宫内膜来源,细胞中度异型,结合诊刮病理结果,考虑为腺癌细胞。

诊断依据 涂片中见乳头状和小簇状排列的上皮样细胞,细胞团可见共用胞质缘,另外胞质疏松可见黏液空泡。这些特点提示为外源性腺上皮细胞。但是本例中腺上皮细胞核质比较低,核染色质分布均匀,有一小核仁,不太明显,在细胞学特点上不足以直接诊断腺癌细胞。这种情况一定要结合诊刮病理结果,从而与伴不典型增生的子宫内膜细胞相鉴别。此例术前诊刮结果为"高分化子宫内膜样腺癌",所以细胞学所见可以符合腺癌细胞。

鉴别诊断 本例肿瘤细胞的异型性不太明显,虽可见核仁,但核仁较小,需要与不典型子宫内膜细胞相鉴别。高分化子宫内膜样癌与不典型子宫内膜细胞的鉴别,在细胞形态学上很难,主要应结合子宫内膜活检的组织病理学结果。

术后病理 子宫体宫内膜样腺癌,大部分呈高分化,局灶呈中分化,伴鳞状分化,周围子宫内膜腺体不典型增生及子宫内膜上皮内瘤变(EIN)。肿瘤大部分位于黏膜层,局灶侵犯肌壁(内 1/2),累及双侧宫角。分期:$pT_{1a}N_0$。

病例 4　分化差的子宫内膜样腺癌
（术中腹腔冲洗液）

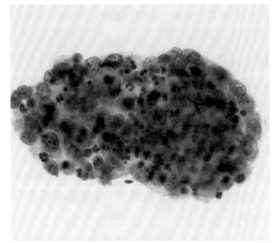

4a(液基涂片,巴氏染色,×400)

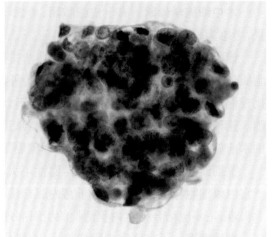

4b(液基涂片,巴氏染色,×400)

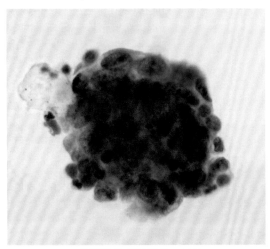

4c(液基涂片,巴氏染色,×400)

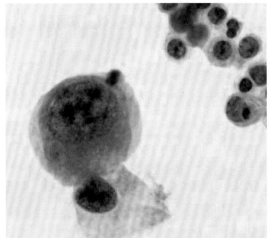

4d(液基涂片,巴氏染色,×400)

基本资料　女性,55 岁,绝经 10 年,阴道少量出血 2 个月。诊刮:中分化子宫内膜样癌。

镜下表现　涂片中见成团的上皮样细胞和单个散在的上皮样细胞,成团细胞排列紧密,胞质疏松,细胞核异型性相对不明显。单个散在的细胞胞质内有黏液分泌,细胞核明显增大、核染色质分布不均匀,有多个核仁(a~d)。

术中细胞学诊断　有腺癌细胞。

诊断依据　涂片中见成团的上皮样细胞和单个散在的上皮样细胞。成团细胞排列紧密,胞质疏松,单个散在的细胞胞质内有黏液分泌,这些特点可以明确为外源性上皮细胞。单个细胞核明显增大、核染色质分布不均匀,可见多个核仁(d),恶性特征明显。可以进一步将诊断定为腺癌细胞。

鉴别诊断　此例成团的肿瘤细胞异型性不太明显,需要与正常子宫内膜细胞、不典型增生的子宫内膜细胞相鉴别。但是单个散在细胞的核明显增大,可见多个核仁,恶性征明显,对整个涂片的解读起关键作用。

术后病理　子宫内膜分化差的癌,形态及免疫组织化学结果符合中-低分化子宫内膜样癌,伴局灶鳞状分化及黏液分化。肿瘤浸润子宫肌壁<1/2,累及左侧宫角。分期:$pT_{1a}N_0$。

病例 5 子宫透明细胞癌（术中腹腔冲洗液）

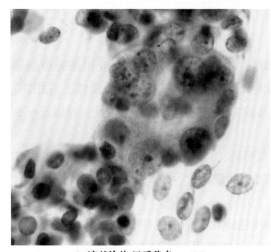

5a(液基涂片,巴氏染色, ×400)

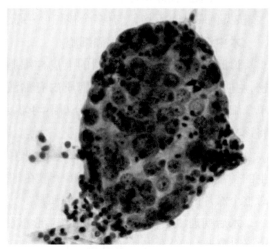

5b(液基涂片,巴氏染色, ×400)

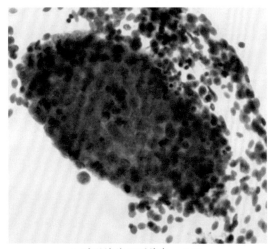

5c(液基涂片,巴氏染色, ×200)

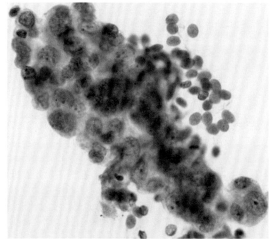

5d(液基涂片,巴氏染色, ×400)

基本资料 女性,61岁,绝经后阴道出血半年;CT 提示子宫恶性肿瘤伴左髋臼前缘骨转移。

镜下表现 涂片中见乳头状排列的细胞团,细胞团排列较紧密,可见共用胞质缘(b),胞质相对疏松。细胞核增大、大小不一,染色质分布不均匀,可见明显核仁。

术中细胞学诊断 有腺癌细胞。

诊断依据 涂片中见成团的细胞,细胞团排列紧密,共用胞质缘,胞质疏松,具有腺上皮细胞的特点。肿瘤细胞核染色质分布不均匀,有明显的核膜、核仁,核大小不一,具有恶性特点。因此可诊断为腺癌细胞。

鉴别诊断 本例细胞团排列三维立体结构不明显,略显平铺,需要与增生的间皮细胞鉴别,根据细胞团紧密的排列、共用胞质缘和疏松的胞质这些特点可以与间皮细胞鉴别;另外,细胞核大小不一,核染色质分布不均匀,可见明显的核仁,这些恶性特点也可以和增生的间皮细胞相鉴别。通常透明细胞癌在冲洗液中与其他类型腺癌相比无特殊细胞形态特征,因此细胞学很难对透明细胞癌做分型诊断。

术后病理 子宫透明细胞癌,伴坏死,肿瘤侵犯深肌层(>1/2 肌壁),可见脉管瘤栓及神经侵犯。分期:$pT_{1b}N_0$。

病例 6 子宫微偏腺癌（术中腹腔冲洗液）

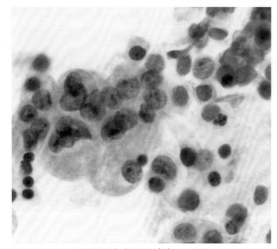

6a(液基涂片,巴氏染色,×400)

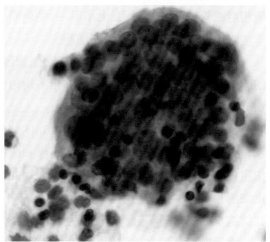

6b(液基涂片,巴氏染色,×400)

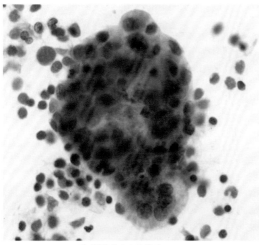

6c(液基涂片,巴氏染色,×400)

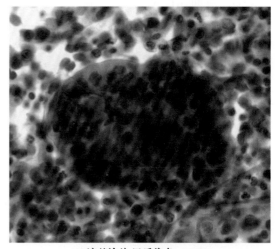

6d(液基涂片,巴氏染色,×400)

基本资料 女性,54 岁,宫颈微偏腺癌外院术后 2 个月。

镜下表现 涂片中见紧密排列的细胞团,共用胞质缘,边缘可见柱状排列(d),部分细胞胞质内可见黏液分泌(a~c)。细胞核质比低,染色质分布均匀,核仁不明显。

术中细胞学诊断 有腺癌细胞。

诊断依据 涂片中见紧密排列的细胞团,共用胞质缘,边缘可见柱状排列(d),部分细胞胞质内可见黏液分泌(a~c),这些特点支持为外源性的腺上皮细胞团。但是肿瘤细胞核质比低,染色质温和,恶性特征不明显。要诊断腺癌细胞一定要结合病史,即"宫颈微偏腺癌术后",宫颈微偏腺癌的腺癌细胞本身就没有明显的异型性,在宫颈细胞学筛查中易被漏诊。

鉴别诊断 本例上皮细胞特点明确,但上皮细胞的异型性不明显,这种情况理论上上皮细胞需要和异位的子宫内膜细胞鉴别,但子宫内膜细胞往往是三维的细胞团,此例为二维细胞片。并且,子宫内膜细胞不会出现柱状排列特点。

术后病理 "宫颈微偏腺癌外院全子宫及双附件切除术后"阴道残端组织中见少许异型腺体浸润,结合形态及病史,符合微偏腺癌。左盆腔漏斗韧带可见癌组织。

病例 7 卵巢颗粒细胞瘤（术中腹腔冲洗液）

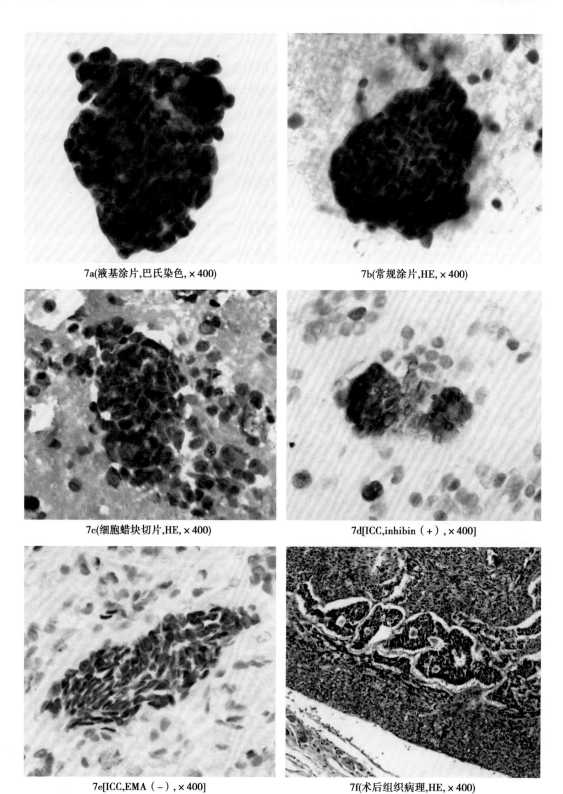

7a(液基涂片,巴氏染色, × 400)

7b(常规涂片,HE, × 400)

7c(细胞蜡块切片,HE, × 400)

7d[ICC,inhibin（＋）, × 400]

7e[ICC,EMA（－）, × 400]

7f(术后组织病理,HE, × 400)

基本资料 女性,62 岁,体检发现左附件包块 1 个月;MRI 示包块 3.2cm×5.4cm×4.7cm 大小,提示恶性可能性大。无不适。肿瘤标志物 CA125 等均正常。

镜下表现 涂片中有少数紧密排列的异型细胞,细胞核质比很高,核染色质深染,少数 细胞似乎可见核沟。

术中细胞学诊断 有肿瘤细胞,考虑恶性。术后补充报告:结合免疫细胞化学支持颗粒 细胞瘤。

诊断依据 涂片中有少数紧密排列的异型细胞,细胞核质比很高,核染色质深染,具有 恶性特点。但是在没有病史和免疫细胞化学支持的情况下很难和其他恶性肿瘤细胞相鉴 别。术后细胞块免疫细胞化学显示 EMA 阴性,inhibin 阳性,支持为颗粒细胞瘤细胞。

鉴别诊断 主要是和分化差的腺癌相鉴别,鉴别主要依据卵巢原发肿瘤的组织病理学 类型和相应的免疫细胞化学,细胞形态学上没有太明显的特点,理论上颗粒细胞瘤的细胞核 呈咖啡豆样,可见纵行核沟,此例肿瘤细胞的纵行核沟并不明显。

术后病理 (左卵巢)颗粒细胞瘤(成人型),最大径 6cm。

病例8　胃印戒细胞癌（术中腹水）

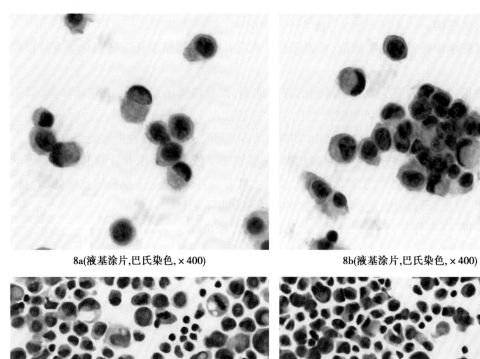

8a(液基涂片,巴氏染色,×400)

8b(液基涂片,巴氏染色,×400)

8c(常规涂片,HE,×400)

8d(常规涂片,HE,×400)

基本资料 男性,59 岁,上腹痛 1 年,加重 1 个月,胃镜活检病理为低分化腺癌,大部分为印戒细胞癌。

镜下表现 涂片中见大量的、单个散在的异型细胞,细胞大小不一,大的细胞体积达间皮细胞的 5 倍以上。异型细胞核偏位,胞质可见分泌,呈印戒细胞样,核分裂象多见(a~d)。

术中细胞学诊断 有腺癌细胞,主要呈印戒细胞样。

诊断依据 异型细胞大小不一,大的细胞体积达间皮细胞的 5 倍,具有明显的异型性;细胞核偏位,胞质可见黏液分泌,呈典型印戒细胞样。胃镜活检组织学诊断也是低分化腺癌。因此可直接诊断腺癌。另外涂片中的核分裂象多见,也对恶性诊断有支持作用。

鉴别诊断 此例肿瘤细胞单个散在,不具备常见腺癌的三维细胞团,需要和增生的间皮细胞鉴别。尤其是传统涂片(c、d)中的细胞内黏液空泡需要和间皮细胞退变后形成的空泡相鉴别。但是液基涂片(a、b)中肿瘤细胞的胞质内黏液形态学表现非常典型,可避免形态学的混淆。

术后病理 (大网膜结节)纤维脂肪组织中见癌浸润,主要呈印戒细胞癌形态,结合临床,考虑为胃癌种植转移。

病例 9　胃腺癌（术中冲洗液）

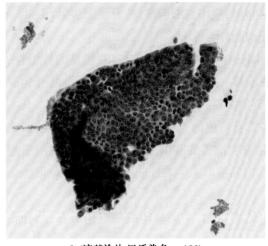

9a(液基涂片,巴氏染色,×100)

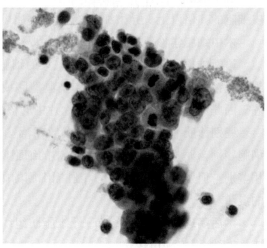

9b(液基涂片,巴氏染色,×400)

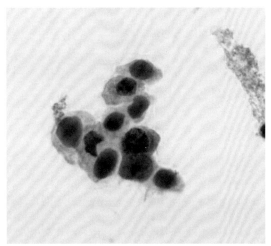

9c(液基涂片,巴氏染色,×400)

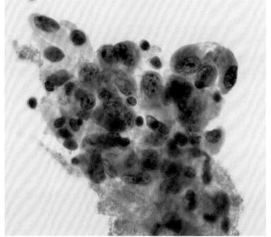

9d(液基涂片,巴氏染色,×400)

基本资料 女性,59 岁,胃癌新辅助化疗后。

镜下表现 低倍镜下是相对平铺的细胞片,排列与创伤性间皮细胞类似(a),但是高倍镜可见明显的大核仁和较多的核分裂象(b~d)。部分细胞片胞质相对疏松,有腺上皮细胞的特点(c)。

术中细胞学诊断 有腺癌细胞。

诊断依据 部分细胞片胞质相对疏松,具有外源性腺上皮细胞的特点;高倍镜可见明显的大核仁、核分裂象多见,恶性征明显。因此可明确诊断为腺癌细胞。

鉴别诊断 此例主要是和增生的间皮细胞鉴别,尤其是低倍镜下(a),单层平铺,很像创伤间皮。但是高倍镜下肿瘤细胞的大核仁,不会见于创伤间皮。另外,疏松的胞质也有助于腺上皮与间皮细胞的鉴别。

术后病理 "胃癌新辅助化疗后"胃浸润溃疡型中-低分化腺癌(Lauren 分型:肠型)肿物累及浆膜。分期:$ypT_{4a}N_1$。

第二节 胰腺穿刺

病例1 胰腺结核(穿刺部位:胰头)

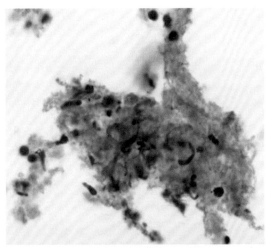

1a(液基涂片,巴氏染色,×400)

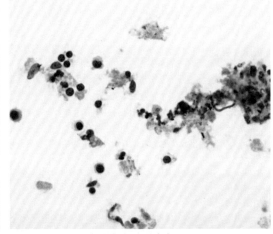

1b(液基涂片,巴氏染色,×400)

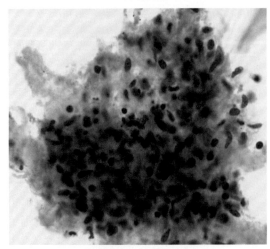

1c(液基涂片,巴氏染色,×400)

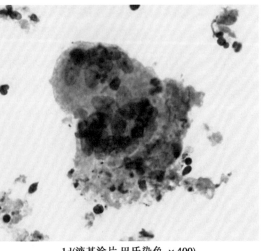

1d(液基涂片,巴氏染色,×400)

基本资料　男性,41岁,胃部不适伴发热4个月。当地胃镜检查发现十二指肠球部变形、充血水肿,前部可见窦道,抽吸后有脓液流出,考虑穿孔可能。磁共振成像(MRI)显示胰体部异常信号,大小3.8cm×4.0cm×3.1cm,考虑为肿瘤。来院行超声内镜引导下细针穿刺活检。

镜下表现　在淋巴细胞(b)和坏死物(a,坏死彻底,未见明显细胞残影)背景中可见成团的类上皮样细胞(胞质融合状,核呈肾形、鞋底样)和多核巨细胞(a~d)。

细胞学诊断　有淋巴细胞、坏死物、类上皮细胞及多核巨细胞,考虑为结核。

诊断依据　此例有肉芽肿的细胞学表现(类上皮细胞和多核巨细胞),同时可见较为彻底的坏死,符合细胞学诊断结核的证据。

鉴别诊断　主要鉴别结核性坏死与肿瘤性坏死,结核性坏死为彻底性坏死,没有细胞和细胞核残影。

细胞蜡块病理诊断　肉芽肿性炎症伴大量急、慢性炎细胞浸润。可见坏死,不除外结核。

病例2 胰腺神经内分泌肿瘤
（穿刺部位：胰腺）

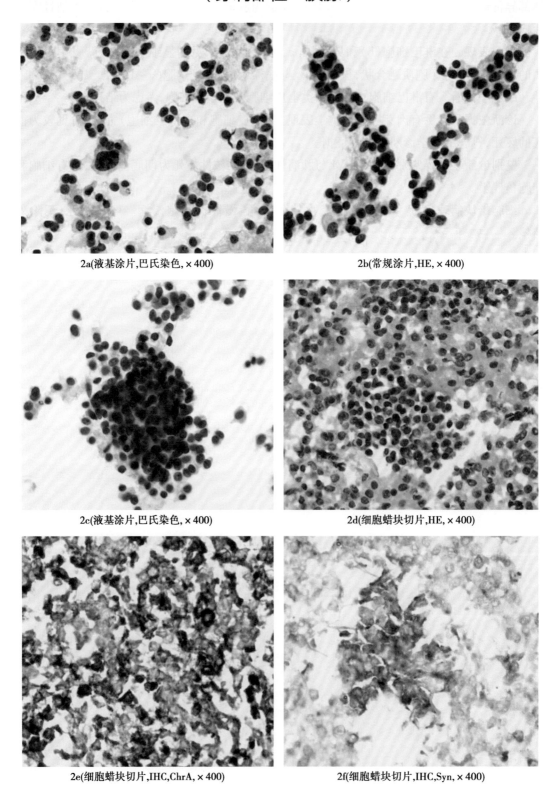

2a(液基涂片,巴氏染色, × 400)

2b(常规涂片,HE, × 400)

2c(液基涂片,巴氏染色, × 400)

2d(细胞蜡块切片,HE, × 400)

2e(细胞蜡块切片,IHC,ChrA, × 400)

2f(细胞蜡块切片,IHC,Syn, × 400)

基本资料 女性,39 岁。

镜下表现 多量小圆形细胞,细胞没有排列,弥散。细胞有中等量的胞质,少数细胞有柱状特征。在一致的小圆形细胞中可见个别相对怪异的大细胞。细胞核圆形,染色质细颗粒状(a~d)。

细胞学诊断 小圆形肿瘤细胞,神经内分泌肿瘤待鉴别。

诊断依据 多量小圆形细胞,细胞没有排列,弥散。符合神经分泌细胞的排列方式。另外,在一致的小圆形细胞中可见个别相对怪异的大细胞,这也是神经内分泌肿瘤的特点之一。细胞核染色质细颗粒状也符合神经内分泌肿瘤的核特点。

鉴别诊断 此例主要是和实性假乳头状肿瘤鉴别。两者相似点:均为小圆形细胞,会有中等量的胞质,且细胞排列弥散。不同点:实性假乳头状肿瘤常见较宽呈条带状的纤维血管轴心;核特征不同,神经内分泌肿瘤的瘤细胞核染色质细颗粒状、椒盐样;实性假乳头状肿瘤的瘤细胞核染色质浅染、核形不规则、可见核沟。

细胞蜡块病理诊断 小圆形肿瘤细胞,结合免疫细胞化学结果,符合神经内分泌肿瘤。免疫细胞化学结果显示(e、f):AE1/AE3(2+),CD56(1+),Syn(2+),ChrA(2+),Ki-67(+,1%),β-catenin(膜+),CD10(2+)。

组织病理诊断 (肝总动脉旁淋巴结)淋巴结内转移性肿瘤,细胞形态一致,免疫组织化学支持为神经内分泌肿瘤(G2),核分裂象<1 个/10HPF。免疫组织化学结果显示:AE1/AE3(3+),AFP(-),CD56(2+),ChrA(3+),Ki-67(18%+),P53(1%,+),Syn(3+),CK19(3+),CK7(2+),CK20(-),CDX-2(2+),heptocyte(-),GPC3(3+),PR(-),P40(-),P63(-),CK5/6(2+)。

病例 3　胰腺实性-假乳头状瘤
（穿刺部位：胰腺）

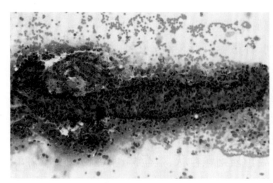

3a(常规涂片,HE,×100)

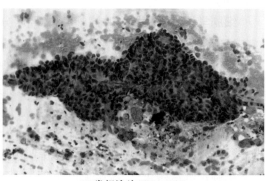

3b(常规涂片,HE,×200)

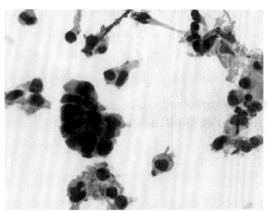

3c(液基涂片,巴氏染色,×400)

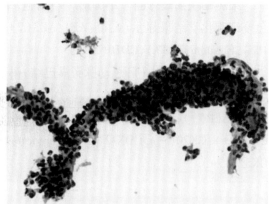

3d(液基涂片,巴氏染色,×200)

基本资料　女性,52岁,"子宫内膜癌术后3年,乳腺癌术后半年";体检发现胰腺病变,超声内镜显示胰颈部一大小约为2.6cm×2.1cm的类圆形中等偏低回声占位,行超声内镜引导下细针穿刺活检。

镜下表现　涂片中细胞量丰富,弥散,可见肿瘤细胞围绕在透明变性的纤维血管轴心周围形成乳头结构(a、b、d)。肿瘤细胞圆形、椭圆形,胞质可被拉长,呈多角形。细胞核形态相对一致,细胞核浅染,可见核沟(c)。

细胞学诊断　有肿瘤细胞,不除外胰腺实性-假乳头状瘤。

诊断依据　小圆形肿瘤细胞,细胞围绕在透明变性的纤维血管轴心周围形成特征性的乳头结构;另外核染色质浅淡,可见核沟。

鉴别诊断　胰腺小圆形形态的肿瘤主要包括三种,神经内分泌肿瘤、实性-假乳头状瘤和腺泡细胞癌。神经内分泌肿瘤,细胞核染色质呈细颗粒状或椒盐样;实性-假乳头状瘤的核染色质相对较浅染,核形不规则,可见核沟,往往没有明显的核仁。腺泡细胞癌的肿瘤细胞核染色质粗,常见明显核仁。神经内分泌肿瘤可见纤维血管轴心,但相对纤细;实性-假乳头状瘤的纤维血管轴心往往伴有透明变性,较宽,呈条带状。腺泡细胞癌的瘤细胞可以形成梁状、条索状、腺泡样结构,单个细胞较少;实性-假乳头状瘤的瘤细胞以单个散在为主。但是想要真正鉴别此三种肿瘤还需要结合免疫细胞化学结果。

细胞蜡块病理诊断　肿瘤组织,免疫组织化学结果支持实性假乳头状肿瘤。免疫组织化学结果显示:AAT(3+),AE1/AE3(1+),CD56(2+),CgA(-),NSE(1+),PR(3+),Syn(-),Vim(3+)。

病例 4　胰腺腺癌（穿刺部位：胰腺）

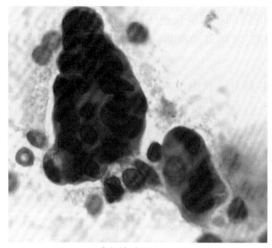

4a(常规涂片,HE,×400)

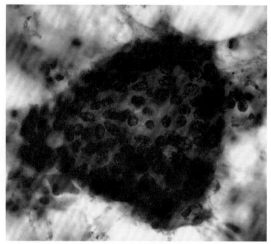

4b(常规涂片,HE,×200)

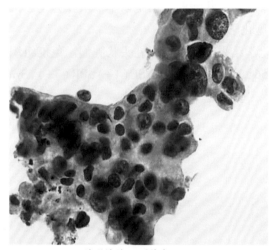

4c(液基涂片,巴氏染色,×400)

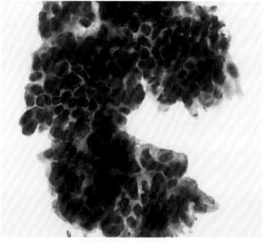

4d(液基涂片,巴氏染色,×200)

基本资料　女性,69 岁,胃癌术后 6 年,上腹不适 3 个月,发现胰腺肿物 1 周。超声内镜检查显示:胰头部可见一大小约为 3.1cm×2.6cm 的低回声占位。行超声内镜引导下细针穿刺活检。

镜下表现　涂片中见片状和乳头状排列的腺上皮细胞,上皮细胞极向紊乱(b~d)。细胞核增大,大小差异显著,相差 4 倍以上(c)。核染色质分布不均,可见核膜(a、b)和核仁(c)。

细胞学诊断　有癌细胞,考虑腺癌细胞。

诊断依据　上皮细胞排列的极向紊乱,并可见乳头结构;细胞核的异型性明显:核增大,大小相差 4 倍以上,核染色分布不均,可见核膜、核沟。

鉴别诊断　与正常/反应性的腺上皮细胞相鉴别,正常/反应性腺上皮细胞为单层平铺,细胞排列有极向,细胞核大小一般不会相差 4 倍以上,核染色质分布均匀,不会见到明显的核膜和核仁,个别细胞可见小核仁。

细胞蜡块病理诊断　腺癌,中分化。

病例5 胰腺黏液腺癌（穿刺部位：胰腺）

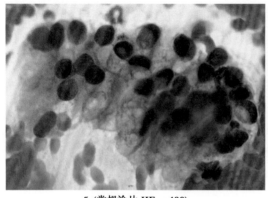

5a(常规涂片,HE, × 400)

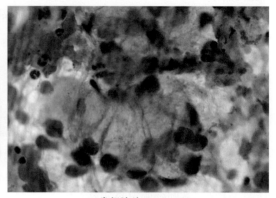

5b(常规涂片,HE, × 400)

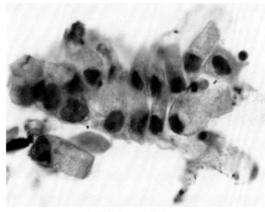

5c(液基涂片,巴氏染色, × 400)

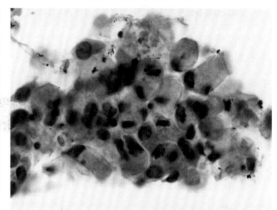

5d(液基涂片,巴氏染色, × 400)

基本资料　女性,59 岁,腹部疼痛不适 1 个月。外院 CT 显示胰头部见软组织密度影,大小约 3.4cm×2.4cm,超声内镜检查显示:胰头可见一横截面大小约为 3.7cm×2.7cm 的低回声占位,病变回声欠均匀,病变边界尚清楚,部分层次病变与门静脉关系密切、分界不清楚。超声内镜引导下行细针穿刺活检。

镜下表现　涂片中见成片的腺上皮细胞,部分细胞黏附性下降,排列紊乱(d)。细胞高柱状,胞质内有黏液。细胞核增大、深染(a~d)。

细胞学诊断　有黏液上皮性肿瘤细胞,细胞有异型,考虑高级别上皮内瘤变或癌变。

诊断依据　涂片由单一的黏液上皮细胞组成,上皮细胞极向紊乱,部分失去了有极向的栅栏状结构,符合肿瘤的特点。与正常黏液上皮细胞的核相比,细胞核有增大、深染、拉长,可见核形不规则(d),考虑高级别。

鉴别诊断　组织学上由黏液上皮细胞组成的肿瘤有黏液性囊性肿瘤和导管内乳头状黏液性囊性肿瘤,这两种肿瘤在细胞学层面无法鉴别。黏液上皮性肿瘤是否癌变主要依靠间质的浸润,这在细胞学涂片中也很难识别。影像学结果对诊断有重要的参考依据。黏液上皮性肿瘤细胞学诊断的主要任务是分级:低级别和高级别。文献报道高级别的诊断标准:①细胞直径小于 12μm(正常十二指肠上皮细胞的直径);②核质比增加;③核形不规则;④核染色质分布不均匀;⑤坏死背景。

细胞蜡块病理诊断　可见非典型腺上皮细胞及异型腺体,高度疑为黏液腺癌。

病例6 胰腺腺泡细胞癌

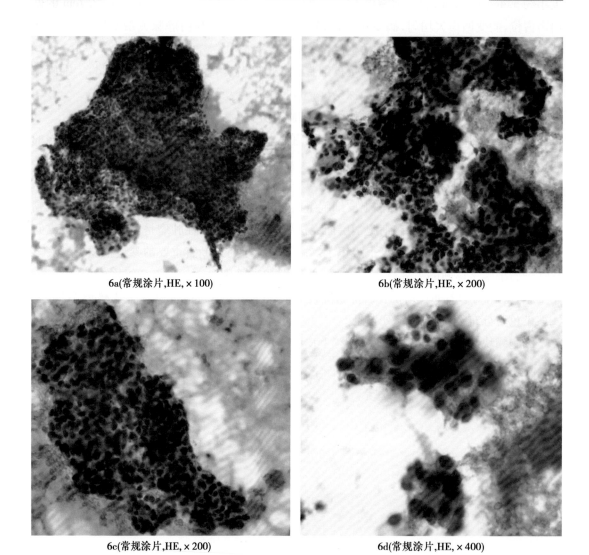

6a(常规涂片,HE,×100)

6b(常规涂片,HE,×200)

6c(常规涂片,HE,×200)

6d(常规涂片,HE,×400)

基本资料　男性,70 岁,胃非霍奇金淋巴瘤术后 23 年、放化疗后。入院首次 CT 检查显示:胰头部软组织密度肿物,3.7cm×2.2cm。超声内镜检查显示:胰头区可见一低回声占位性病变,最大截面积约 2.9cm×3.8cm,病变内部回声欠均匀,边界欠清晰。行超声内镜引导下细针穿刺活检术。

镜下表现　涂片中细胞量丰富,细胞呈巢片状排列,局部有小梁状和腺腔样排列(a~d)。肿瘤细胞黏附性较好,散在细胞少见。细胞质较丰富,呈多角形,胞质有颗粒感(c)。瘤细胞核圆形,染色质细颗粒样,可见小核仁。

细胞学诊断　有肿瘤细胞,神经内分泌肿瘤与腺泡细胞癌待鉴别。

诊断依据　此例涂片中细胞量丰富,细胞呈巢片状排列,局部有小梁状和腺腔样排列。瘤细胞多角形,细胞质较丰富,胞质有颗粒感,类似正常腺泡细胞的特点,提示肿瘤有可能是腺泡细胞来源。但是此例肿瘤细胞核染色质细颗粒样,有核仁但并不明显,需要和神经内分泌肿瘤鉴别。

鉴别诊断　①注意与正常腺泡细胞鉴别。此例涂片中细胞量丰富,细胞形态单一,未见导管上皮细胞。正常胰腺组织穿刺涂片中往往是腺泡细胞和导管上皮混杂出现。另外此例细胞呈巢片状排列,正常腺泡细胞多为腺泡状排列,实性巢片状排列少见。②注意与实性假乳头状肿瘤相鉴别。实性假乳头状肿瘤的瘤细胞以单个散在为主。此例单个细胞少见,未见到实性假乳头状肿瘤特征性的乳头结构。实性假乳头状肿瘤的细胞质没有此例丰富,细胞核浅染,核形不规则,可见核沟。

细胞蜡块病理诊断　胰腺腺泡细胞癌。免疫组织化学结果显示:AAT(+),AE1/AE3(+),CD56(−),Syn(−),ChrA(+),Ki-67(约 30%)。

(郭会芹　赵焕)